体癖

野口晴哉

筑摩書房

目次

体癖の運動系現象――体運動習性

体癖各論

体癖

序

『体癖』の出版に当たって、旧稿「健康における自然ということ」を巻頭にした。要すれば人間はこれまで、自然を山や海、また裸になることや、生《なま》の食物を食べることなどのつもりでいたが、血の流れ、呼吸する中に潜む自然を見失っていた。それを活かすことが現代に最も必要なことではないか、と言いたかったのである。

「平衡要求の二方向」と共に、十何年も前のこと故、表現し得たかどうか、意を察して、お読み頂けたら幸せと思う。

尚、体癖各論は、整体協会道場における講義の記録に手を入れたものである。

昭和四十六年十一月

野口晴哉

体癖論

人間における自然ということ

人間の体は昔より丈夫になっただろうか

この世に生まれて七千万年、人間はいろいろの面で進歩した。しかし進歩したのは人間だろうか。水爆を作って地球の存在をすら危くするに至ったのだから進歩したのだろう。しかしそれがあるため、言いたきを言えず、笑いたきを笑えぬようになったとしたら進歩であろうか。知識を積み重ねるということによってこの世界を進歩させた人間も、五十年か百年するとまた初歩に戻る。それ故人間自身の智慧は、積み重ねた知識と異なって五十年か百年のはたらきしかしない。だから水爆を作った人々でも、奥さんがふくれて出迎えたといって怒る。他人の無礼な言葉を聞くと侮辱されたと憤る。感情も智慧も知識のような積み重ねがきかないのだから、現存の人間一人分のものでしかない。

この現存の人間は昔の人より進歩しているだろうか。昔の人より却《かえ》って忍耐がない、努力は続かない、体力も弱い、気力も少ないといって間違いだろうか。積み重ねた知識の前では、智慧も感情もむしろ幼稚な存在ではないのだろうか。釈迦を乗り超える智も、キリストを超える愛もない。仁も徳もまた勇もそうかもしれない。その智慧で、その感情で、積み重ねた知識の結晶である水爆をいじっているのだから、危くて仕方がないのである。誰にもあるこの不安こそ、人間は進歩したのだろうかとの答えになっていると申してよかろう。

ここで問題とするのはこういうことではない。ただ人間の体は丈夫になっただろうか、原始この方進歩したのだろうかということである。積み重ねた知識の凝集によって作り上げた機械や器具を使えば、象の持ち上げられない重いものでも持ち上げることができる。虎の咬みくだけないものでもくだくことができる。しかしその機械、器具を使わなかったら、人間は昔の人より力を発揮できるだろうか。望遠鏡を捨てても肉体そのものの眼で昔の人より遠くが見えるだろうか。遠くの音が聴こえるだろうか。歯は昔の人より固いものが噛めるであろうか。腕の力は、脚の力は、胃袋の力は、と考えていくと、人間の体は果たして丈夫になっただろうか。傷ついたり病んだ時の恢復力はどうだろう。

ある人は言う。近代医学の進歩は目覚ましく、体の解剖的構造はもとより生理機構も心理機構も明らかになり、レントゲン診断を始めいろいろの薬物、外科手術あり、加うるに科学の粋をつくした衛生設備、治療設備あり、また諸々の研究を重ねた書物あり知識あり、殺菌も消毒も完璧に行ない得る。それ故、当然恢復の力は充実し、歯や腕力のことはともかく、人間の体はこの面では進歩したはずだと。しかし、それは体が進歩したとか丈夫になったとかいうこととは違うことである。体を守るための方法、庇う方法、また体の力を補う方法が進歩したというだけである。譬えて言えば鎧が厚くなり、刀が長くなったというだけのことであって、その重くなった鎧のために中身の人間の動作が不自由になり、長くなった刀に振り回されるようになったとしたら、体としての進歩だろうか。却って裸で行動する軽快さがなくなったともいえよう。動作するためにある体が動作するに不自由になったとしたら、果たして進歩だろうか。

鹿はその角の発達で弱くなり、マンモスはその体の巨大なことによって亡びたのである。

その身を守るはずの知識の結晶である「べし」「べからず」とて、また薬物、技術とて、体を亡ぼす基とならないとは限らない。徴候はもう見えている。その誇るレントゲンを使ったために白血病が生じ、その薬物の故に耳が聞こえなくなり、その技術の故に臓器や手足を失ったりしている人は少なくない。街の角々には病院が立ち並び、しかも入院患者は一杯である。街を歩く人は無気力でその脚は重い。消化薬、睡眠薬、栄養剤等々、次から次へと新薬、新療法が紹介されるのは何故か。理由は多くの人がそれを必要としているからだ。何故必要とするのか。その如く体が無気力になって、何ものかに依りかからないと不安なのである。新しい宗教や健康術があふれるのもまたそのためともいえよう。医学が進歩し医術が普及したというのに、これは何としたことだろう。そのために、人間の体は庇われ守られ補われると萎縮を来たす性質をもっているのだから、医学の進歩ということが今日の如き体の退歩の基となったのではあるまいか。古語に「医は医無きを期する」とある。

医学が複雑な方法手段、多岐多端な衛生方法、その膨大な形になっていることをもって医学の進歩というが、それは間違いであって、人間の体を丈夫にするためには退歩といってよい。進歩は方向違いの面に現われ、体を丈夫にするということとは違ってしまった。元来、体の丈夫な状態とは寒暑風湿をものともせず、食べるに選ばず、何でも旨く、働くに溌剌として疲れず、疲れて快く、眠って快く、守らず庇わず補わずとも、いつも元気で活き活き動作し、その患いも、何もせずに自ずから経過して新鮮活溌となり、雨も風も苦とせず、いつも軽快に行動し続けられることをいうのである。進歩ということは人間の体の外側に行なわれ、体そのものの進歩ではなかった。残念ながら古代人に比べるまでもなく、二、三十年前の人より体力も気力も低下したと見ざるを得ないのである。そのために、庇い守ることが発達普及し、またそのために弱り衰えたのである。

しかし平均寿命が延びたという人がある。個人の寿命の延びたことと間違えているのだろう。寿命の平均指数が上がるということは死亡数の減少を示すもので、従って自然の淘汰が緩慢となったことである。そのためにヘナヘナな人間が守られ庇われて繁殖しているのであるから、寿命の平均指数の上昇そのものが人間の体の弱くなったことを示しているとも申せよう。しかし日本の現在においては必ずしもそうではない。終戦前後の激しい変動によって誰も彼も、好むと好まざるとにかかわらず鍛錬された。その鍛錬を経て弱い者は淘汰され、強い者だけがより強くなって残った。その淘汰の後を示しているので、その背後には健康度の上昇があったといえようが、いわゆる平均指数そのものは決して個人の寿命が延びたとか健康度の向上を現わすものではない。

淘汰ということは、受けるものには誠に嫌な言葉であるが、広く考えればこれあって進歩し、これによって体は丈夫になるといえる。入学試験のようなものである。必ずしも厭うべきでなく、進んで強くなる機会として活用すべきであろう。

自然界における動物にあっては天敵があって淘汰は徐々に常に行なわれてい

るが、これが行なわれなくなった場合には一種の自壊現象が生じる。野ねずみはその天敵がいないと繁殖が旺《さか》んになり巨大化し、いよいよ多くの食べ物の必要が生じるのか、時に地ばしりという集団移動がはじまる。途中あるものは何でも食べつくし、野を越え山を越え、しかる後、水に入るとか谷に落ちるとかして死滅してしまう。蟻の集団移動の如きはライオンでも食べられてしまうそうであるが、自壊現象は何も蟻やねずみに限らず、生物全般にあることで、人間としてもまぬがれる訳にはゆかない。人間の天敵は即ち寄生虫とか諸種の病菌とかその他の有害物であろうが、それを皆無ならしめて自然淘汰から遠ざかろうとしているが、その目的を達成し完全に天敵を一掃し得た時に地ばしり現象が生ずることがないだろうか。癌とか、脳溢血とか、白血病とか、自壊現象に似た病気は既に増加している。またしばしば人間同士で行なう戦争の如きはこれに似た小現象であるが、水爆を抱えた次の戦争はこれまでと様相を異にする地ばしり現象にならないとは限らない。

天敵によらぬ自壊現象と見るべき癌、脳溢血、狭心症、白血病等に共通することは異常感が鈍いことであり、そのどれもが自覚症状が明瞭でない。感受性が鈍ければ再適応は困難であるから、これらが死に至る病気視されているのであるが、死に至るのは再適応が困難な体のためであって、病気そのものの問題ではない。他の病気であっても、再適応が行なわれなかったら死ぬだけである。それ故、死に至るのは病気そのものより体の鈍りのためであり、体の鈍りがこれ等の病気の温床となっていると申せよう。病気の問題に限らず、自然の淘汰ということは体の鈍りと関係がある。鈍って適応することができずに亡びることはすべての動物を通じて同じである。人間だけがまぬがれるものではない。

体の自然とはなにか

動物のすべては、環境に適応してその機能、形態を変えることによってその生存を全うしているのであるが、独り人間だけは環境を自分に都合のよいように変え改めて、環境を人間に適応させることによって生きているのである。ストーブあり、エアーコンディショナーあり、自動車あり、船あり、冷蔵庫あり、殺菌灯あり、消毒薬あり、そのため他の動物ならとうの昔に消滅してしまうようなヘナヘナの体をもって生存している者も少なくない。そのヘナヘナが繁殖するのだから、人間にヘナヘナな体が多いとて不思議とすべきではない。人間の生活技術はそれほど進んでいるのだ。

しかし人間もまた動物である以上、環境に適応してその機能形態を変化する自然の能力を有していることに変わりはない。そのため改善した環境に住めばその改善された環境に適応し、その機能形態を変えることは当然である。それ故消化しやすいように煮焼きした物を食べておればそうしないと食えなくなり、丁寧に噛めば消化がよいことを知ってこれを実行しておれば、丁寧に噛まないと消化不良を起こすようになる。栄養物を選りどって食べておれば、栄養食品からでないと栄養が吸収できなくなる。それで栄養のエッセンスを注入することを繰り返していると、さらに精選されたエッセンスでないと吸収しなくなる。消化薬を服せば、消化薬を服さねば働かない消化器になってしまう。改善は次の改善の必要を産み、それを果たせばまた次の改善が必要になる。忙しいこと涯《かぎ》りない。しかも何を食べても旨く、栄養をどしどし吸収する消化器を丈夫だというのだから、環境改善によって生ずる変化は萎縮である。かくて人間は改善に追われて、体の実質は萎縮に向かって進まざるを得ない。体の実質が萎縮すればそれまで何でもなかった物が有害物と化する。粥を常食しておれば祝いの赤飯も下痢のもととなる。輝かしい日光も、新鮮な冷たい空気も、爽やかな風も人間の敵となる。いよいよ守り庇い補う技術が必要になり、守り庇うことによっていよいよ萎縮する。こうなったとしても人間の応化適応のはたらきが衰えたのではない。その自らの有する自然の妙機によって、萎縮に向かっているのである。この点人間もまた自然の動物であったことを痛感せざるを得ない。

人間が自然の動物であったことを痛感せざるを得なくなったということは、それほど人間の環境改革による生活技術が進歩し巧みに行なわれているということでもある。実際人間は虎の怖れる火を煙草につけて鼻先で楽しむばかりでなく、火の性を知って使い、水の性を究めてこれを使い、雷の性を見定めてこれを使いこなし、寒暑風湿を克服するのはもちろん、空間時間をも支配し、食物を豊富に生産し貯蔵し、餓えからも寒さからも害されることなく、世界の至るところに生存できるようになった事実は偉大である。ラジオ、テレビあり、テープレコーダーあり、蛍光灯あり、水銀灯あり、夜も昼も距離も時間も、人間を支配できない。人間の生活はまことに華やかな極みである。消化器が怠ければ消化行程を無視して直接栄養を体に押し込む方法まで産み出した。ちょっと疲れただけでビタミンを注射する等は当然のことのように行なわれる。山海の珍味は街に溢れ、それでも足りずに栄養剤を飲む。時計の針さえ回ればトランプをしている者も居眠りしている者も食卓につく。食欲がなければ消化薬を飲んでまた食べる。栄養の充満するのは当然といえよう。

しかもその消費は、積み重ねの知識の凝集によって作り上げた機械器具を使うことによって、著しく効率がよい。キリンが速いといっても、ベントレーのアクセルを足先でちょっと踏むだけでたちまち追い越し、象でも持ち上げられぬ重いものでも、起重機のスイッチを入れただけでたちまち持ち上げてしまう。そのために費すエネルギーは、キリンや象の何千分、何万分の一の消費でしかない。人間の生活エネルギーは、他動物に比べて著しく余剰を来たしたとて不思議ではない。

その余剰エネルギーはどこへ行くのだろう。他動物なら肉体の発達とか、体力の充実とかになるであろうが、既に肉体労力を不要としている人間にあっては、肉体の発達の必要もない。そのため十メートルの体格をもった人間には出会わないのであるが、そのエネルギーは一体どこへ行ってしまうのだろうか。

　動物の動くのは要求の現象である。人間においても同じであって、そのエネルギーは欲求となり欲求実現の行動に人間をかりたてる。一を得れば二を求め、三を追う。かくして人間は後から後から生ずる欲求を、実現せんものとあくせくし続ける。涯《かぎ》りある生をもって涯りない欲求を追っているのだから、いくら余剰があるように見えても充分ではあるまい。しかし欲求実現のために他動物はその体を動かすのだが、人間生活の特徴はその大脳的行動にある。坐り込んで機械器具を使って、頭だけをせっせと使うのだから余剰運動エネルギーは、方向変えして感情となって鬱散するのは当然である。そこで、八十の老婆も火の如く罵《ののし》り、髯《ひげ》の生えた紳士も侮辱されたと憤る。四十秒の赤信号が待ちきれないで運転手は黄色になるや否や飛び出す。足もとも見ないで遮二無二焦《いら》だっている姿は理性のもたらすものとはいえない。余剰エネルギーの圧縮、噴出といえよう。人間に安閑とした時のないのも、また止むを得ない。しかしこれとてエネルギー平衡のための自然のはたらきであって、他の動物はこれによって生の調和を得ているのである。人間はその余剰によって生活に混乱を来たしているのであるが、しかしこれもまた自然の良能である。人間もまた自然のはたらきによって生きているのである。

エネルギーの圧縮と凝固

凝集し、密度を増し、圧縮されたエネルギーが噴出するのは当然であるが、なかなか火がつかないという理由でライターを叩きつけるようでは、スラスラ流れていたとはいえない。この行程の途中につかえがあり、つかえがあったためにそれがまとまって噴出したというべきだろう。それ故に激しい。つかえていると圧縮度は増し、圧縮度の増大は噴出速度の大となって現われることは、他の物理的な機械と変わりない。蒸気によって汽笛がなるようなもので、蒸気の圧縮度に比例して音は大きい。人間が怒鳴ったり唱ったりすることだって同じである。圧縮度が亢《たか》まれば、つい声も大きくなる。またその人の声帯構造によって金切り声にもどら声にもなることは、これもまた汽笛の構造と大差はない。しかし人間の場合はただ声という音が出るというだけでなく、その声のうしろに人間の生命がある。そのために、目的に向かってこの声が出るということにその生命が現われる。この点が物理的機械と同じではないのである。

凝集密度が亢まると、自ずと圧縮もれ現象を生ずる。猫を相手に長々と愚痴を並べたり、何でもないことにツンツンして見せたりするのがそれである。それ故、圧縮もれが行なわれておれば、大がかりな噴出はないのである。このライターを叩きつけた男でも、往来で石でも思い切って蹴飛ばしておけば、ライターを毀《こわ》さないで済んだであろうが、あいにく歩いていたのはコンクリート道路だったらしい。圧縮もれが閉ざされると圧縮度が亢まって、つい行動が過激になる。オートバイをぶっ飛ばして高速道路から落ちて死んだ青年も、それが危いことであることは知っていたろうが、それをやらずにはいられないように追い込んだのはやはり圧縮エネルギーに他ならない。一度要求によって動員された潜在エネルギーは圧縮度が亢まると、その目的達成まで行動をやめない。意志で抑えればいよいよ亢まる。要求を引っ込めてもいったん動き出すと止まらない。要求を果たしても余波がある。泣きじゃくりとか、勢い余ってとか、人間に背いて人間を行動せしむるものがあることを忘れてはならない。人間の裡《うち》に、人間に背いて人騎虎《きこ》の勢いにかられた行動をついとってしまう。人間の裡に、人間に背いて人間を行動せしむるものがあることを忘れてはならない。口の動きの鈍い弁士がやたらに手を振り上げたり、眼を動かしたりするが、何でそんな動作をするのか、当人も判らないことであろう。

圧縮エネルギーの急速噴出の端的は破壊である。だから雨の日、部屋に閉じ込められた子供達が障子を破き、器物を毀し、喧嘩をし、虫を殺し、弱い者いじめをするのであるが、その相手がいなければ自分を毀すより他ない。自分は一番手近い。それ故、叱られることを敢えてやり、嫌われることをやり、憎まれたり排斥されたりする。自暴自棄行為の発生も偶然ではない。不良化はもちろん、時に自殺に至ることさえ稀でない。オートバイの青年も噴出し損なった圧縮エネルギーが凝固し、その自壊現象が生じたというべきであろうか。

ある自家用車の運転手は、甲州街道を新宿に向かって走っていた。前を走るトラックはノロノロと二十キロ前後の速度で走っている。追い抜こうとしたが、向こうから次々と来る車のためにこれを果たせない。ある時は追い越しかけたが、横から自転車が飛び出してきた。慌ててブレーキを踏んでまたトラックのお伴。道は穴だ。ドシンと落ちた。その音でまた腹立たしくアクセルを踏んだが、前はトラックだ。またブレーキを踏む。やっと広い通りへ出た。勇んで彼はスピードを上げそのトラックを追い越した。そしてさらにアクセルを踏んだ途端、突然「止まれ」と巡査が合図した。速度違反十五キロ。二十分以上ノロノロとトラックのお伴をさせられて、やっと追い越したら途端に捕まった。彼は大不平である。いくらそのことを申し立てても違反は違反である。いよいよ不平である。圧縮エネルギーが体裡に充満したのもまた当然といわねばなるまい。それまでスピードを出すことを嫌った彼は、そのことがあって以来無闇に飛ばす。六十キロ、七十キロ、そして捕まらぬから彼は愉快だ。何だか儲けたような気がしてか、腹いせの如くスピードを出す。主人は物騒でしようがない。危いから法定速度を守れと命じた。彼はイライラした。ノロノロ運転では鬱散の快感はない。しかしいったんスピードを出した後では四十キロはノロノロに感じる。しかし主人の命令である。しかも「法規を守れ」と言うのである。返す言葉もない。圧縮エネルギーは凝固してしまった。その夕方、電柱へフェンダーをこすって車を傷つけた。その翌日オート三輪にぶっつけた。「ノロノロ運転が安全とは限らない。いくらスピードを落したって事故はあるさ」。彼の凝固エネルギーは心の中で彼にこう働きかけたのだろう。それまで二十年、無事故だった彼が二度も続けての事故である。彼の事故を起こすまいとする努力にもかかわらず、ノロノロ運転が彼を事故に導いた。手も足も、凝固エネルギーに動かされてしまっている。彼の主人は不安になって三十キロ以内で走れと命じた。その日の午後彼は人を轢いてしまった。凝固エネルギーのいたずらである。人を轢かなかったら、彼は他の車にぶつけて大怪我をしたかもしれない。凝固エネルギーの自壊にはそういうことがしばしばある。困ったことだが、人間というものはそういう構造をしているのであることを知らなければならない。皿や茶碗を割る音が快く感ずる時は、破壊を求めるはたらきがどこかに潜んでいると考えるべきだろう。

エネルギーの圧縮、凝固が病気を体に作りだし、自己を破壊に導くこともしばしばある。次々に生ずる欲求のため、実現が遅く感じ、欲求不満が生じ、また中には自分でもどんな欲求か判らないのに欲求不満だけを感じ、その実現の見当がつかぬため自分へ八つ当たりしている慢性病も少なくない。若い女房をもった亭主の喘息、嫌いな亭主をもった女房の婦人病、親の注意を求むるための寝小便等々、数え上げればいくらでもある。病気は体の故障だと考えている人も多いが、体以前の動きにすでに病気があることを注視すべきである。

体を丈夫にするにはいかにすべきか

環境改善も天敵一掃も体の実質を丈夫にするための方法ではなかった。却ってその目的達成は自壊現象の誘導に通じる。我々はいかにしたら体を丈夫にし得るか慎重に考えざるを得ない。

体が丈夫ならば、食べて旨く、働いて快く、眠って愉しい。空の蒼く晴れていることも美しいし、太陽の輝くことも心を明るくする。花咲き、鳥歌うも欣《よろこ》びである。作られた楽しさを追い求め、汲々として苦しんでいる如きは、生くることそのものが欣びであることを体で感じられないからである。苦しんで鍛えて丈夫になれるつもりの人もいるが、それは違う。何もしなくても健康であり丈夫であるように人間はできている。楽しく快く生きることこそ人間の丈夫になる自然の道である。守られ庇われ、やりたいことをやれず、言いたいことを言えず、動きたいのに動かないで暮らしていることは決して健康への道ではない。

健康に至るにはどうしたらよいか。簡単である。全力を出しきって行動し、ぐっすり眠ることである。自発的に動かねば全力は出しきれない。人間というものは妙なもので、夜行の混んだ汽車で徹夜しても、スキーをするためなら疲れない。お役目で出かけるのだったら乗っただけで疲れてしまう。上野の山の石段では疲れるのに穂高の山頂では快い。勝手であるが、人間はそういう構造をしているのである、力一ぱい全身で行動すると快いのに、中途半端な動きで力を余すと、その力が後悔とか不満とか不安とかに化ける。体を丈夫にするために食物を言い、住居を言い、衣服を言う人もあるが、何よりまず動くことである。自分で動くことである。他人をいろいろと動かして自分が丈夫になるつもりの人もいるが、自分の糞は自分で気張らなければ出ない。誰かに代理に食べてもらっても胃袋がふくれるのは自分ではない。坐って他人を動かしても、脚の太くなるのはその動かされている人で、自分の脚ではない。このことは原始以来変わらぬことであり、時代がどう変わっても自分から動かなくては健康にはなれない。

溌剌と動いた者にのみ深い眠りがある。体を丈夫にすることはやはり自然の構造に従って生活するより他に道はない。

最近のオーディオ技術の進歩はすばらしいものがある。LP、ステレオ、シネラマ等々、実感をもって迫る音響再生の見事さ。そのもととなるものはオーディオ・アンプリファイヤーの性能の向上にあるといえよう。その性能向上のもとは、出口まで来た電力をもう一度入口に戻すと歪みが少なくなるということを利用して、十数回入口へフィードバックさせるネガティヴ・フィードバックという技術によるものである。ふり出しに戻ってもう一度再スタートすれば歪みがとれることはアンプリファイヤーのみではない。健康における自然ということを忘れていた人間の生活も、この辺でフィードバックする必要があろう。

平衡要求の二方向

体運動習性

蛇はニョロニョロするし、蛙はピョンピョンする。生物の体運動習性にもいろいろあるが、そのもとはそれぞれの体構造にある。魚が水中に住むのも、鳥が空中を翔《かけ》るのもその体構造の故である。体構造が少し違うとその運動習性も異なる。鳶《とび》は悠々舞うが、雀はバタバタ飛ぶ。つばめが飛ぶのと、ふくろうの飛ぶのは違う。同じ鳥でも少しの構造差は大きな運動習性の相違となって現われる。同じ人間でも各個人は各々異なる。眼は二つ、口は一つ、皆立って歩き、考えて行動し、手を使って生活するには相違ないが、個々となると、尻を振りながら歩く人もあれば、大股に歩く人も、内輪に足を運んでいる人もいる。ただ歩くことだけではない。ある人は動きながら考え、ある人は考えながら動く。

またある人は考えないで行動してしまう。またある人は甘さを好み、ある人は辛さを好む。赤きを良しとする人も、青きを良しとする人もある。胃袋の丈夫な人もおれば、心臓だけ強い人もいる。

同じ人間でもいろいろの運動習性があるが、そのどれももとを探ってゆけば体構造差にある。牛が草を食するのもその気が温和しいからではない。虎が肉を食うのもその性が荒んでいるからではない。各々の体構造によるのであって、人間各人の行動もまたもとをただせば各人の体構造のもたらす運動習性に他ならぬ。

ふくろうのように夜ばかり起きている人もあれば、雀の如く朝日と共にさえずり出す人もいる。虎の如く猛々しい人も、羊の如く穏やかな人もいるが、各自の体構造によるのである。同じような人間のどこにそういう相違を作り出す構造差があるのだろうか。

体構造以前

人体を構成する物質は、燐とか鉄とか亜鉛とか水とかの元素である。それは今まで存在している物質と何ら変わりないものばかりであって、生体独特のものというのは一つもない。それ故、これらの燐とか鉄とかマンガンとか水とかいう元素からできている体構造の秘密は諸種の構成物質より、むしろこれらの物質の結ばれ方にある。

物質がその物質であることは、その元素を凝集して外界からの変動に掻き乱されず保つはたらきにある。窒素がラジウムのアルファー線によってアルファー粒子化するのは、その凝集力が破れたからであり、破れればもうそれは窒素ではないのである。人体の人体である理由もまた同じくその凝集力にあると申せよう。裡《うち》の凝集力こそ、その体構造を保っているはたらきなのである。それ故、体構造を理解するのに、その構成物質を吟味、分析しても、人体を解剖し検討しただけでは判らないのである。

同じように見える水晶とかダイヤモンドでも、破壊する時は水晶は六角に割れるし、ダイヤモンドは八角に割れる。構成要素が異なるからである。生体においても、その分散的行為には凝集密度や凝集傾向が現われる。それ故、生きた体の性質や体構造を保つはたらきは、刺戟《しげき》に対する反応状況から理解することができる。ただ、人間の感受性は他の生物に比して複雑であり、従ってその現象はいろいろであるから、その観察は生理的体質面のみでは理解できず、趣味、教養、知識、感情、思想、健康状態から家風、経済、流行等、個人生活から社会事情に至るまで、そのすべてが反映していることを知っておかねば難しい。

従って人間にあっては、同一刺戟は必ずしも同一反応を起こすとは限らない。

ニュートンはリンゴの落ちるのを見て引力を発見したが、それは彼の頭の感受性が物理学者的であったからで、もし生物学者的感受性を有している人だったら、そのリンゴの熟し方を見たに相違ない。同じ引力を受けてもあるリンゴは自ずから落ち、あるリンゴは風で落ち、あるリンゴは風の中でも落ちない。落ちるのには落ちる内的事情がある。その内的事情が人間はリンゴより複雑なのである。

物理学者的感受性と生物学者的感受性はどう違うのかということになると、牛を見て活潑な美しい形の動きを見るか、旨そうな肉塊と見て胃液の分泌を生ずるかという以上に複雑な相違があることは確かである。しかし感受性が相違すれば動作も体の中の動きも変わり、動きが変われば体構造も変わってくる。そして各個人が生ずるのであるから、体癖素質を確かめるためには個人の凝集傾向、その現われとしての体構造の運動特性を吟味、検討する必要が生ずる。ここでいう体構造とは、それを構成している物質のことではなく、その物質を保つはたらきのことであり、そのはたらきの方向こそ、個人を作るものであるというのである。この点、生理解剖による体構造理解と少し異なったことを説くことになる。

もと一個の精子だった人間が凝集作用によって必要とする物質を吸収、同化し、今ある体を為していることを思えば、体構造以前の問題が当然生ずるべきである。

凝集密度が亢まると分散すべく自噴し、分散を果たせば再び凝集する。これが繰り返されるところに、生物の生物たる所以《ゆえん》がある。一度凝集が破れてしまえば自動的にもとにかえることのない無機物と違うのは、このエネルギー集散を繰り返すことであり、このエネルギーの波こそ、生体構造の秘密であろう。

この集散現象として人間の身体運動を見るならば、なかなか火のつかないライターを床に叩きつけた男がいたら、ライターに火のつかないことより、それを叩きつけてしまうような鬱散されるべきエネルギーが、彼の裡に鬱滞していたと見なければならない。

心の現象以前の生理的要求こそ、行動の実体というべきである。

人間は産まれるとまず声をあげ、次に食物を要求する。これを大人になっても老人になっても繰り返す。生活に力が余れば主張し、不足すれば要求する。要求と主張は人間の生きている限り行なわれる。しかも何もかも満足しているはずの時にも要求あり、おちぶれぬいた時にも主張あり、その呼吸するが如く、この二つの流れは続く。

一体、人間は何を主張しようとするのか、一言に言えば「我ここに在り」というのである。いろいろの言い回しはあるが、その端的は「オギャー」である。何故そんなことにワザワザ大声をあげるのかといえば、それは男であり女であるからに他ならぬ。すべての主張はその意味では性に連なると言えよう。

要求の第一は食べることである、動くことである、その身を保とうとすることである。何故食べたいのか、生きていたいからである。しかし何故生きていたいのかは判らない。生きていたいから生きていたい、というより他ない。ただ裡にある生の要求によって、食べたくなり、飲みたくなり、動きたくなり、眠りたくなる。その要求によって、一個の精子が万物を凝集して人体を作ったのであるから、いわば体構造以前の問題であろう。

それ故、主張も、要求も含めて要求といえる。一は個体存続の要求であり、一はいつまでも生きていたい要求の現われとしての種族保存の願いに他ならない。ここに人間の一切の動きのもとがある。人間に限らず、動物の動くのは体の動く前に動くものが裡に生じ、裡の動きの現われとして体が動くのである。それ故、動くことのすべては要求の現われに他ならぬ。一切の体の動きの背後に構造以前の要求がある。

来年の今日、雨が降るか降らないかを議論し撲《なぐ》り合いになった青年がいたが、どっちが勝っても負けても、来年の今日の天気には変わりありそうもない。どうしてそういう撲り合いに至ったかということは当人達にも判らない。終えた後で後悔して、いろいろの理由をつけるだろうが、当人達の意識しない生理的エネルギーの鬱散要求を果たすことが目的であったことは本当であろう。鬱滞した種族保存用エネルギーの昇華噴出というべきである。

このことに限らず、人間の行為のうちには、しばしばこれと同じことが繰り返されている。ロックンロールもオートバイの雷族も、要すればこのエネルギーが製造したものと言えよう。

物理学者的感受性も生物学者的感受性も、また闘争的行動も雷族的冒険も、要すれば昇華方向の相違といえる。

何故相違するのか、この相違こそ体構造差をもたらしたものに他ならない。これによって行動が現われ、形を為すのであり、大脳昇華、行動昇華、本能的流出の濃淡に体運動の動き特性があり、体癖素質があるのである。

平衡要求の二方向

一、鬱散要求体癖

運動した後は何か食べたくなるというように、体の中にはエネルギーの平衡を保つためのはたらきが行なわれている。雨の日、家の中に閉じ込められた子供達が何かと騒がしく、荒々しく障子を破いたり喧嘩をしたりするのはそのためである。エネルギーが鬱滞してくると鬱散要求が生じ、足りなくなると集注の要求が起こる。こうして人間は生きているうちはいつもエネルギーの集散の平衡を保つように動いている。

健康とはエネルギー集散の調和した状態であり、自発的にいつもその調和状態を保っていることなのであるから、人間が生きている限り平衡要求は生じ、その現象として人間は動いているのである。意識して平衡を保とうとしないのに、無意識に自ずと動いてしまう。それ故、平衡作用は錐体外路《すいたいがいろ》系《けい》運動*1と連なっているのである。

そのため、いろいろの事情でエネルギーの集散が偏ると、意識するしないに拘らず平衡運動が起こり、その方向に動いてしまうのである。エネルギーが鬱滞すると、何の理由もないのに苛々したり、急いでもいないのに言葉が速くなり、他人のやることがノロノロしているように思われ、落ち着かずソワソワしたり、物を毀したりというように、その動作も、言うことも、考えることも皆鬱散しようとする傾向をもつようになり、そのまま意志のあり方によらないで、どんどんその方向に動いていってしまう。

いったん、鬱散要求が体の中に生ずると、意識では腹を立ててはならぬと思っているのに腹が立ってしまったり怒鳴ったりして後悔する。会社で言いたいことが言えずに帰宅すると、奥さんのちょっとしたことが気に障り、つい苦情を言ってしまう。今日は妙だナと奥さんは頭の中で考えているのに、妙な苦情に対する反撥エネルギーが生じ、八つ当たりしたくなる。亭主に言えなければ子供に当たる。

こうして人間は頭で考えたように動けなくなって、普通なら考えられないようなことまでついやってしまう。冷静な人も真赫《まつか》になり、利害にこだわる人も利害を無視して動作させられるし、落ち着いているはずの人が茶碗を投げつけたりすることさえある。だから人間の生活は複雑となるのである。叱られた奥さんも亭主の八つ当たりと知りながらつい子供に向かって鬱散したり、亭主の売り言葉に買い言葉が出たり、厄介なことだが止むを得ない。人間はそういう構造をしているのである。

しかし、それでも鬱散してしまえばすぐ落ち着くのであるが、内攻して体の中で鬱滞したままでいると醱酵して育ち、後になって妙なところで爆発するのだから難しい。明日の天気予報ができるようになっても、宇宙船を飛ばせても、明日の奥さんの機嫌は予想もつかない。いや自分のだって判らない。その理由は何かといえば、体のエネルギーの集注、分散の平衡を保とうとするはたらきがいつも行なわれているからである。この平衡作用の働いていることを知らず、ただ目前に現われたことだけしか見なかったら、人間の生活というものは奇々怪々である。

八つ当たりが必ず次の人への八つ当たりになると決まっておれば、観測はまだ容易なのであるが、頭の鬱散要求が手足に現われたり、胃袋の集注要求が叱言やカンシャクに化けたり、借金が返せないというだけでめしが食えなくなったり、ホテルの食堂で一緒に食べていた奥さんがガチャンとスプーンを皿にぶつけただけで、奥さんよりも御亭主の方の顔が赫くなったり、それを抑えて食べると味がなくなったり匂いが判らなくなったり等々、体の方々が影響を受ける。もっとも、人間の体というものは胃袋とか心臓とか頭とかが集まってできたものではなく、元来一つのものであり、言いかえれば生殖細胞の発展したものので、パーツ（部品）が集まってできたものではない。だから頭が重いからといって、そこへ置いて外出する訳にはいかないし、御馳走を出されても不味《まず》い食物で一杯になっている胃袋を取り替えて食べる訳にもいかない。やはり自分で食べ、自分で血を作り巡らさなくてはならない。要求は、この一つである生きていることから生じているのであるから、頭で感じた不平が手に現われたとしても、胃袋の不平がカンシャクになったとしても、別に不思議なことではない。

しかし、丁寧に一人一人を観ていると、それぞれに鬱散の習性があって、鬱滞すると怒鳴る人もおれば、愚痴を言い出す人もある。歩き回る人もおれば、茶碗を割る人もいる。先日見たことでは、一緒に仲良く食事をしていた奥さんが突然、血相をかえて傍の手鏡を亭主に投げつけた。全く不意打ちなはずなのに御亭主はさっと身をかわし、「また始まった」と言った。何回もやられて訓練がついているのであろう。

咄嗟の時に出る動作は人によっていろいろあるが、同じ人はともすると同じことを繰り返す。そういう方向に動きやすい体構造をしているからであろう。錐体外路系運動の習性とでもいえようか。そのために鬱散の手段に癖があるので、その奥さんの外路系習性を心得ていたからこそ、この御亭主は身をかわし得たのだろう。もっとも、これも錐体外路系的習性かもしれない。外路系運動の習性は体構造特性によるところが多いのであるから、鬱散手段の癖から体構造状況を知るということは、そう難しいことではあるまい。ともかく刺戟反応の偏り特性から体状況を知り、偏り反応方向に体癖素質を観ていくことは、ただ体の恰好を追っていくより、より実際的であることは確かである。

細いから神経質だ、四角だから粘液質だとかいうような区分だけでは判らないことが多いし、実際の個人に当てはめることは困難である。例えば、大きな四角な立派な体をしている人が堂々とした恰好で演説をしている時に、突然現われた刺客を見た瞬間、女でももう少し度胸のよい態度ができたろうと思われるような萎縮した恰好の写真が新聞に載っていたが、咄嗟に現われる動作のうらにこそ、その人の本来的な体質的な心が反映しているのではないだろうか。としたら堂々とした恰好の中に、堂々としていない体的素質があったともいえるであろう。二十年ほど前に首相だった細いやせた老人が刺客に襲われた時、煙草に火をつけて「話せば判る」と申したことも、その細い体に太い逞しい体的素質があったといえよう。外見の恰好から判断することは間違いのもとともいえる。無意動作のもとである刺戟反応の特性、偏り反応の現われである錐体外路系運動の習性的傾向からこそ、体の機能を見究める道があるといえる。

体を理解するためには恰好より中身の動きを見るべきだ。しかしこの太いと細いの二つの例をあげたのは、どちらが偉かったか否か比較するためではもちろんない。咄嗟の動作にも体質的な心や錐体外路系運動習性が反映することを説いたのである。蛇がニョロニョロし、蛙がピョンピョンするのと変わりはない。雀がチュンと鳴き、烏がカアと鳴いたからとて、どちらが偉いかなどと言いだしたら滑稽だろう。体構造の差によって運動習性が異なるだけのことである。

こういう考えで、私は門下の人々に個人の体を理解する近道として偏り反応の方向による体癖区分、その現われとしての偏り運動習性を、整体道場での研究会で説いたのである。その大体をもう一度説明しよう。

一番初めに話したのは、一種体癖素質と呼んでいる鬱滞エネルギーの大脳昇華習性のある体のことである。ある軍人の戦地での体験談からだった。その人は戦地で慰安婦が来たので皆と一緒に順番を待っていたら、突然書物が読みたくなった。それも難しいものが読みたくなった。列をはなれて持っていたモンテーニュの語録を読んだ。内地で読んだ時より感銘した。体の要求はそのまま抜けてしまった。その時は何かの事情でこうなったのかと思っていたが、同じことが再三繰り返された。友達に話したところが、同じ経験をもっている人が三人もいた。体型も生活様式も共通しているところが多いので意気投合、交わりを深くしたが、皆理屈ばかり並べ合った云々という話から、鬱滞エネルギーが大脳昇華する習性をもつ体があり、その体の共通点、何かあった時の動作の共通点、体量配分の共通点を説明して、体の理解の最初に出た体癖であるからこれを一種体癖素質と呼ぶことにした。一種体癖素質に共通したことはエネルギーが鬱滞すると空想が無闇に湧く。その人々は頭で考え判断してからでないと行動できないというが、頭で思索し、納得し、批判し、弁明し、忙しく頭を使うことは確かだが、その考えた如く行為することはまずない。叱言を言うのでも良い文句を考えだした途端に満足して叱言を言うのを忘れてしまう。頭の中で思い浮かべ考える、つまり大脳運動そのものが鬱散なのであるから、こういうことがあっても奇妙ではない。体型は首が長く太くなるのは当然であろう。

同じ鬱散体癖でも大脳というより感情となって鬱散する体癖素質もある。怒る、八つ当たりする、泣く等々、大脳の抑制が弱った血管硬化現象というより、感情そのものが亢《たか》まって鬱滞エネルギーを分散しているのである。相手の言葉を頭で聞かず、胸でその響きを聞いて感情で応えるとでも申すべきか。それが鬱滞エネルギーの鬱散で生じたものとなると、何でもない言葉の中からも相手の響きを聞く。「嫁はこう言ったが実はこうなのだろう」とか、「姑が眉をひそめた、それは私が嫌いだから」とか、ありもしないことが感情を喚び起こすこともある。円満で豊かだが、憶測から喚び起こされた感情をもて余す。当人だけではない。周囲もでである。体型も一種の直線的なのに対し、曲線的である。これを三種体癖としよう。

何故かというとこの中間があるからである。それは、一種が体のエネルギーが大脳作用に昇華するのと逆に、大脳緊張が肉体上の変化を喚び起こしやすい、間脳過敏とでもいうべき習性をもつ体である。頭を集注的に使うと、頭の疲れを感ずる前に胃袋が疲れる。頭で驚く前に、顔が硬張《こわば》る、手足が硬張る。しかし頭で計画し、行動することは一種と同じであるが、受身で、例えば講演をするのにでも予《あらかじ》め筋道を記しておかないと話せない。一種と同じように感情を頭で割り切って処理はつくが、体のはたらきに残る。不快のその理由を見つけて処理するが胃の疲れは増える。こういう体癖を二種という。しかし丁寧に観ていると、二種は鬱散体癖というより、集注体癖的な、対象を意識して動作する面が濃い。つまり他の注意を要求して行動する。これはエネルギー集注を欲する動きである。それ故、鬱散体癖とはいえない。四種もまた三種と同じ太陽叢《たいようそう》昇華《しょうか》体癖[*2]であるが、集注要求現象が濃く、むしろそれに特徴があるから除いて五種を語ろう。

五種と七種は行動型で、共に鬱滞エネルギーが行動によって鬱散する。行動しながら考えたり、考える前に行動してしまうことにその特性があるのだが、その行動特性が異なる。それ故に五種、七種と区分したのだが、どう異なるかといえば、五種は上肢行動型とでもいうべきか、ともかく肩が発達し、逞しく、その運動が上体の動きを中心として運ばれる。これに対し、七種は下肢行動型とでもいうべきか、腰より下の動きが迅速であり、腰が発達していて逞しい。その性質的特徴は闘志型というべきか、勝とう負けまいとする心が行動起点となる。冒険的な動きを楽しむ五種とは違う。体型も五種の直線的体型に対し、厚く、曲線的で、しかも胴が太い。共にスポーツ人とか、芸能人とか、行動を業とする人に多いタイプである。

九種は鬱滞エネルギーが体の自然の構造に従って、性エネルギー的鬱散に赴く、本能型とでもいうべきか。しかし生活上のいろいろの理由でその出口を失うと、内攻して凝固し、鬱滞は裡で拡がって妙なところで爆発する傾向が濃い。腰から下の動きが速くリズミックに動き、内省的で、深く裡で練る特性をもつ。執着強く、ねばりあり、エネルギーの塊りの如き感さえある。腰が強靭であることは当然である。

十一種は体内鬱散体癖の一つで過敏反応が体にいろいろと現われる。圧縮凝固して不意に爆発する体癖である。今日来た婦人が語った、「私は親戚で法事があるとか何かで集まらなくてはならない時になると、急に喘息を発作する。わざわざそうするのでないのに、ひとりでにそうなる。主人が厭な所へ往診に出かける時など不意に腹痛が起こる。主人はまず、私の処理をして出かけねばならない。これも意識していないのにそうなる」と。十一種現象である。

二、四、六、八、十、十二は、鬱散体癖というより集注要求の方向にいろいろの特性のある体癖である。

二、集注要求体癖

鬱散要求に対して集注要求というのがある。叱られたことを繰り返す子供は鬱散要求を果たすためにそうするのであるが、この逆の場合もある。注意の要求というのがそれである。親の関心や注意を得たいのである。欠乏に対する集注要求の現われである。何故注意を得ることを望むかといえば、他からの注意は集注されたエネルギーであるからに他ならない。人間は集団動物であるから皆、連帯感がある。それを感じ合って生活している。その中で何かで連帯感の欠乏を感じると不安になり、存在を主張して他の注意を惹こうとする要求が起こる。それ故、これは頭で求め、頭で感ずるというより、体で感じ体が求めると解すべきである。

それ故、集注要求が生ずると、他の注意を惹くような現象が生ずる。怪我をした指の血を多勢の人に見せて歩いたり、大げさな包帯に快感を感ずるのはこのためである。自信のない人が奇妙な動作をしたり、余分に気どったりするのもそれであるが、信ちゃんの寝小便の中には反抗の内攻というより、注意の要求というべきものがある。それ故、泣くことを慰めればいよいよ泣き、寝小便を叱ればいよいよ寝小便を重ねる。寝小便は生理的なものもあるが、注意の要求の手段になっていることは珍しいことではない。平素忘れられている子でも、寝小便の後は叱られる。叱られなくとも注意は惹く。叱られるにしても普段無関心な親が、注意を自分一身に集めるのだから、子供は叱られることは厭なことであるが、注意が自分に集まるということは決して厭なことではないのみか、快感すらないではない。それ故、潜在意識的に寝小便を要求し、それが実現するのであって、これは生理的現象とのみは言いきれない。多勢の中で〝我此処に在り〟というような目立った奇妙なことを敢えてやる大人すらあるのだから、注意の要求を果たすための手段に叱られるようなことを含んでいても不思議ではない。良きことにせよ、悪しきことにせよ、周囲の無関心を淋しがっている子は、注意が集まることなら何でもやってしまう。叱られてもその後に快感があるに相違ない。ダン[*3]が私が原稿を書き出すといろいろ質問を発して悩ますのも、陽ちゃんがお母様が忙しくなると、小便をさせてくれとねだったり、衣服をわざわざ汚したりするのも、また注意の要求の手段と見做すべきだろう。

しかし注意を得たがる者の中には、心理的なものの他に、生理的なもののあることは否めない。隆ちゃんが疲れてくると甘え出し、ポン[*3]が眠くなると「パパ、パパ」を連発するのも、生理的な体の要求と見做すべきものが多い。元気な子供はそのエネルギーの鬱散に忙しく、他の注意をそう問題にしないが、弱い子供達はこの鬱散の逆の現象としての注意の要求が生ずる。

人間は頭で感ずることの他に体で感ずることがある。終戦後、占領軍から特高警察解体の指令が出た時に、こうして日本はバラバラにされていくのかと頭で悲しんでいるのに、何故か息がホッと楽になった。私のみでなく、このことを話し合っていた人の顔が皆明るくなった。人間はもともと自由であることを欲しているのであるから、それを抑えるものが消失するということについては、心のどこかでホッとする本能的な快感があるに相違ない。その快さは頭の中をいくら探しても見つからないが、体では直接に感ずる。それ故頭で悲しんでいるのに、こうして息が楽になる。体は率直だ。子供達が自由であることを望むのは大人より切実なものがあるだろうし、体で感ずることは大人より敏感であるに相違ない。それ故、生理的変動が大人より率直に現われるであろうことは確かだ。

危いことをして遊んでいる子に「危い」と言ってその遊びを制すると、子供は頭ではその親切に感謝しても、その本能の中に自由を縛る窮屈を体で感じ、その感じたことの鬱散を要求するようになる。だから「いけません」が放縦に追いやるのである。この放縦を頭に向けて叱言を並べて窘《たしな》めようとしても、それは無理である。ともかく人間というものは頭で考えるより体で感ずる方が速いし、その方がまた体に現わしやすいものであることは確かだ。

頭の成熟した大人は利害得失とか、毀誉《きよ》褒貶《ほうへん》とかで、その体の感じたことを抑えることができるので、子供もまたそうだと考えてその行為について叱ったり、褒めたりするが、そして大人はその叱ることと、褒めることを、逆のように頭で考えてその使い方を工夫するが、頭で考えれば叱られることは逆のことであるが、体で感ずれば共に注意の集注であることは確かだ。それ故、子供は率直にその注意の集注を体で感じ、せっかく大人が工夫した叱る、褒めるの使い方を見事に無駄にして、これを一つのものとして体で受け止めてしまう。それ故、叱られたことを繰り返して、窘《たしな》められたことをまた行なうのである。体で感ずるということはまことに率直である。叱られる、褒められるの区分は頭にだけある。このことの呑み込めない大人は、褒めることより叱る時の方に注意を集注するから、子供はその集注する方に伸びる。これは叱言でその行為を育てていると言うべきだ。明らかに大人の責任である。子供が悪いのではない。子供はただ注意を得たいだけなのだ。

大人だって注意を得たいばっかりに銅像を建てたり、肩書を得たがったりしている。注意を得たいのは人間の本能だ。人間はもともと自分を他に示さんとし、そのために表現し主張してやまない生物なのだ。それ故、事の成功したと認められることが嬉しい。見栄も体面もここから始まる。そういう構造なのだから主張し、表現し、できなければ訴える。訴えられぬ人は動作で訴え、動作で訴えられぬ人は体で訴える。そういうように人間はできているのであるから、子供が注意を得たがるのはまた当たり前のことであろう。

　その注意を得たいということは、心理的なものというより生理的なものというべきであることは前述したが、もう一度言う。子供達は叱られても、褒められても、親の注意を得ればそれでよいのだ。ただ無関心で忘れられていることが何より厭なのである。こういうことは子供ばかりではなく、犬や猫にでもある。犬のテリが私が誰かと話をしていると「自分はここにいますよ」とばかりにボリボリ体を掻く。蚤でも落とされると堪らないから、つい気を移すと温和《おとな》しくなってしまう。テリの名でも話の中に出てくれれば掻かないで温和しいが、うっかり叱るといよいよ掻く。子供の悪戯にもこういう分子がたくさんある。修ちゃんがお母様の大切にしている櫛を捨ててしまったのにも、反感以外にこういう分子がなかったとはいえない。信貴ちゃんの寝小便にも多分にそれがある。寝小便した時だけは自分へ注意が集まるが、そうでない時には両親の気がいつも、お兄さんの方にのみ集まっていることを体で感じている。寝小便でもしなかったら信貴ちゃんの存在は忘れられてしまうかもしれない。他人でもそう思えるのだから、当人である信貴ちゃんが不安に感じるのは決して無理ではない。それ故その不安は寝小便をして叱られて、叱られることによって両親の注意を集めて、頭ではともかく体の要求では満足しているに相違ない。それ故、私が両親に寝小便したことには一切叱言を言わず、むしろ無関心で、ただ信貴ちゃんの寝巻と枕に注意することを教え、信貴ちゃんが床に入ろうとする時「その寝巻は汚れているからこれに着替えなさい」と言いつける。寒いから厭がるが、「どうしても着替えろ」と強制して着替えさせ、床に入ってから「枕の位置が悪い、ここへ枕を置き替えなさい」と何度もやかましく指図するようにしたら、その晩から寝小便をしなくなってしまった。しかし、寝巻を取り替えることや枕の置き替えに、寝小便を矯正するはたらきがあったのではないことは確かである。それなのに、そういうことをして何故寝小便が治まるのかといえば、もともと寝小便をしたのもまたそれが治まったのも、信貴ちゃんの心の生理的な感じ方にある。親が寝小便に無関心になってしまったのでは、寝小便の価値はなくなってしまう。寝巻や枕の位置を干渉され強制されることは迷惑であるが、それで自分に注意が集まっていることを感じ、体が満足してしまうからである。しかし、こういうことは信貴ちゃんの頭の判断によるものではない。これは頭以前の問題として観るべきであろう。

集注要求にも鬱散要求の場合と同じある習性がある。鬱散要求体癖と異なる点は、絶えず対象があるということである。この習性の類型によって体癖を分かつことは同じである。

二種は間脳過敏とでもいうべき習性をもつ体である。従って一種が体のエネルギーが大脳作用として昇華するのと逆に、大脳緊張が肉体上の変化を喚び起こしやすい。頭を集注的に使うと、頭の疲れを感ずる前に胃袋が疲れる。頭で驚く前に、顔が硬張る。しかし頭で計画し行動することは一種と同じであるが、受け身で、人の目を気にする。講演をするのでも、予め筋道をたてておかないと話せないし、質問を不意に受けると、後が乱れる。一種と同じように感情を頭で割り切って処理はつくが、体のはたらきに残る。不快の理由を見つけて頭で処理するが、体の疲れは増える。従って胃潰瘍とか胃下垂とかの病気になりやすい。

四種は太陽叢昇華体癖で、自己保存の要求で動く。また好き嫌いで動き、食べものに敏感な傾向は、三種と同じであるが、ただ三種が消化系で内外の刺戟を受け止めるのに対して、内外のいろいろな変動、それがちょっとした不快なことでも消化系の負担として受け止め、食欲がなくなったり、消化系の変動を起こしやすい。

六種は、五種が呼吸系が丈夫で、運動によってエネルギーを鬱散するのに対して、呼吸系が弱いために少し動いても疲れやすく、人々の中にいるだけでも疲れるので静寂を好む。五種が少しの食べもので栄養を摂取し、眠る時間も短くて済み、明るく交際好きで、騒々しい中でも平然と読書できるのに対し、気持ちが明るくなく、だんだん引き籠もる傾向があるが、呼吸系が弱いことの代償として余分に食べ、余分に眠る。

八種は、七種と同じ捻れ型習性をもつタイプで、エネルギーが欠乏すると負けまいとして気張る。捻れても、食べ過ぎても、不眠が続いても、すべて泌尿系の負担として受け止めるので、咽喉を腫らしたり、浮腫《むく》んだり、泌尿系の異常を起こしやすい。

十種は九種と同じく、種族保存的な感受性をもっているが、九種が自分の気に入った子供だけが特に可愛く、本能的に庇ってしまうのに対し、十種は誰でも抱え込んだら、それを庇おうとする。骨盤は九種が閉的傾向をもつのに対し、十種は分娩する度に開いて肥る傾向がある。若いうちは細く、老いると肥る。

十二種は、十一種の過敏反応に対して、反応の鈍い体の状態である。異常があるのに感じない、無病病的傾向をもつ。

周期律特性（体の波）

七種の体癖素質は行動型であり闘争型である。だから二言目には〝勝敗を度外視してことを為せ〟と言う。それだけいつも勝ち負けに関心がかかっている訳だが、面白いことには、その勝とうと思う時と、負けまいと思う時が、交互に来るということである。相手が強いから負けまいと思うのかというと、必ずしもそうではない。相手が強いと思うほど、勇んで勝とうとする時もある。そう強い相手ではないのに負けまいとする時もある。

しかし勝とう負けまいは必ずしも相手があってのことではない。自分に対してでも闘いを挑む。狭い道でゆずらないとか、人を追い越して歩いて行くとか、値切らないと負けたような気がするとか、隣の人より三十分前に雨戸を開けたとか、一本の煙草で歯を食いしばって我慢したとか等々、いろいろあるが、そういう中にも、勝とうとする時と、負けてはいかんぞと思う時がある。これまた事の状況でなくその時の気分である。その気分を作るのは体の波である。

体の波とは、人間は周期的に、その運動状況に緊張傾向が濃く現われる時と、弛緩傾向が濃く現われる時とがあり、このことを体の波という。緊張傾向の濃い時を高潮、弛緩傾向の濃い時を低潮という。

同じような失敗でも、低潮時には「もう駄目だ」と思い、高潮時には「何くそ」と思う。体だけではなく、心の動きもその影響を受ける。そういう波の周期は五週から七週の間隔で繰り返す。周期の多少遅い人もあれば、速い人もある。また中には低潮時だけ濃い人もあるが、誰の体にもこの周期的な繰り返しはその意識するしないにかかわらず行なわれているのである。

体癖現象は波によって濃淡がある。その差の著しい人も少ない人もある。七種に限らず、どの体癖素質の人にもある。だから、その時の条件や気分でそうなるのだと思っている人は、ノートをしておくと、ある間隔で同じことを繰り返している、つまり周期のあることが判る。

何かやろうと意欲が生じたのに、何かの都合でそれをその時に行動に移さないでおくと、気が抜けてやらないままになってしまうのも、高潮でやろうと思っているうちに、低潮に移ってしまったためといえよう。鬱滞エネルギーが圧縮されて噴き出ることにも周期的な波の影響があるからである。そしてこの波も体癖素質として数えねばならない。

また女の体に繰り返される排卵も、この波の現われの一つである。この周期は四週また五週であるが、それが二、三回目に強かったり弱かったり、長かったり短かったりする。これらは波の影響である。何かしたくなる、難しいことをしたくなるのも、面倒くさくなるのも心の偶然のことではなく、気づかないでいるが、波の現われと観るべきである。

それ故、十二種に区分した体癖素質を、この波の特性によってさらに分類する必要がある。大高潮と中高潮と小高潮が重なった時などは、体癖的動作や体型が非常に濃くなり、低潮時は淡く動作特色も明瞭でなくなる。体内の水も、海の水と同じく、その高低の潮は月の影響によるものらしく、大高低の波は三年半また七年、中高低の波は八十週。小高低の波は四また八週で動く。さらに小さな波は一日の間にもある、一週の間にもある。それにも濃淡、長短、人によっていろいろある。

しかし丁寧に見ると性の動きと大いに関連がある。高潮時に原色が快感であったり、大きな音が快かったり、低潮時に淡い色に快感があったり、大きな音がうるさく感じたりする。この問題は今後解明されると思うが、一日の波、週の波は食、月または年の波は性に関連あることは確かである。

また体勢にも関連がある。

高潮時に前屈が濃くなる五種。低潮時に前屈が濃くなる六種。左右偏りが高潮時に明らかな三種。低潮時に明らかな四種。捻れ傾向が高潮時に強くなる七種、低潮時に強くなる八種。高潮時に恥骨部の突出がひどくなる九種、低潮時に腸骨が拡がる十種。筋の硬弛が激しくなる十一種、十二種。

だから体勢によって波を知ることもできる。この他に定期的に波が乱れる。

これも周期中に数えたら宜しかろうが、その乱れ期間にも長短があることを知っておく必要がある。噴出は凝集密度が濃くなるために生ずるのであるが、圧縮から噴出に至る許容量も各人異なるし、凝集密度を増せば噴出速度は速いはずなのに却って遅い時もある。

この如く体癖素質は噴出方向によって十二種に分類しただけでは不十分で、さらにこの習性、また周期率、許容量等によって分類を進めねばならぬ。体の波による分類には「類」という名称を用いる。四十八類に分かつ。

高潮時は積極的に活動し、低潮時は静かに休む。

その移り変わる時が体を修整する急処である。

低潮時は余分に気張っても、仕事ははかどらない。そうかと思うと高潮時はちょっと気張っても、やり過ぎになる。困ったことだが、体の波を理解しないでいると浮き沈みに翻弄される。

体の波の周期は個人的なもので、人によってかなり異なるものだが、体の丈夫な人は高潮期が長い。小児は低潮期が短い。寿命が少なくなるほど、低潮の度は甚だしいが、それでも最後の瞬間まで、高低は繰り返すものだ。もっとも禁点に硬結ができると波は停止するので、低潮の人は良くなったかの如く見え、高潮の人は急に悪くなったように思われる。しかし間もなく死ぬ。

昭和三十六年六月

体癖の運動系現象

——体運動習性

有意動作における無意運動

人間は二本足で立って手を使って生活している唯一の動物です。したがって人間の身体運動の重点は立姿動作にありますが、この立姿動作を人間はどのように保っているのでしょうか。その平衡を保つはたらきを観察することが「体癖」を知る第一の鍵になります。

二個の加重計からなる配分計——左右差の測定

この配分計上に直立した時に左右に差が著しく生じた人は、日常生活の動作で無意識のうちに力を左右いずれかにかけてしまう傾向のある人です。重い側は縮む速度が速いのです。おそらく片足で立った時には重い側が安定するでしょう。それだけでなく動作しやすい側と、しにくい側とがハッキリ分かれているはずです。

しかしこの左右差のあることの良し悪しを云々するわけではなく、この差に対して

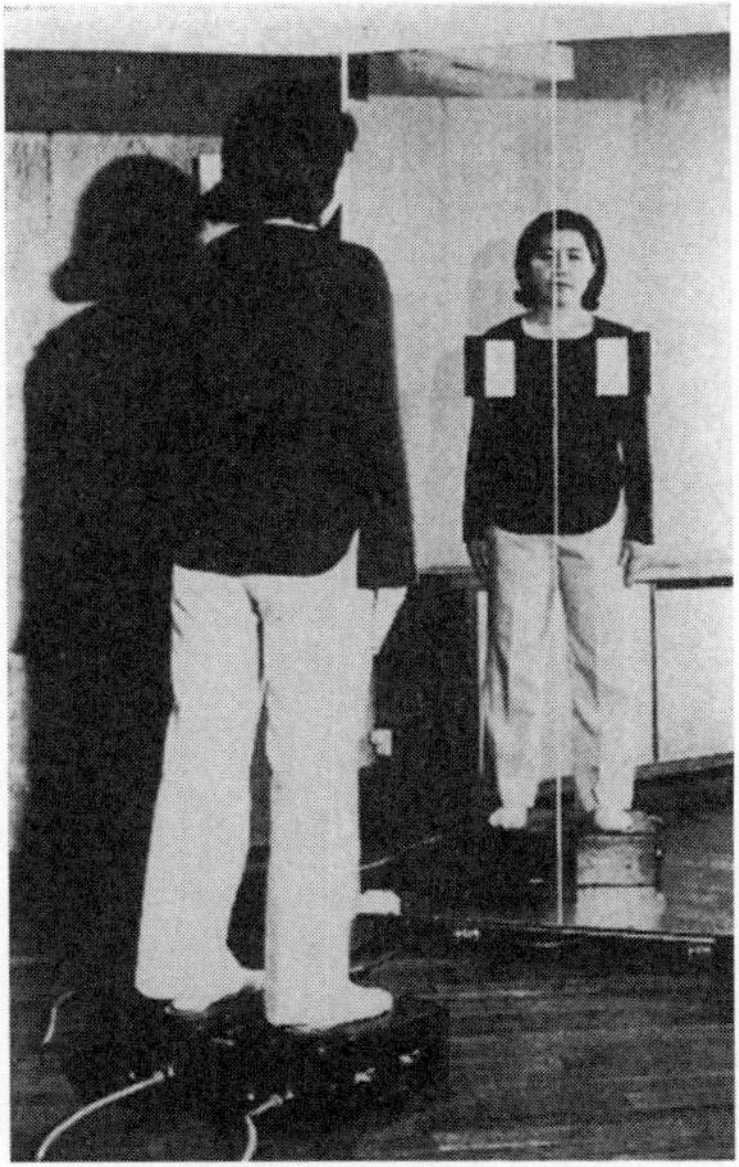

体を真直ぐにして立ったとき

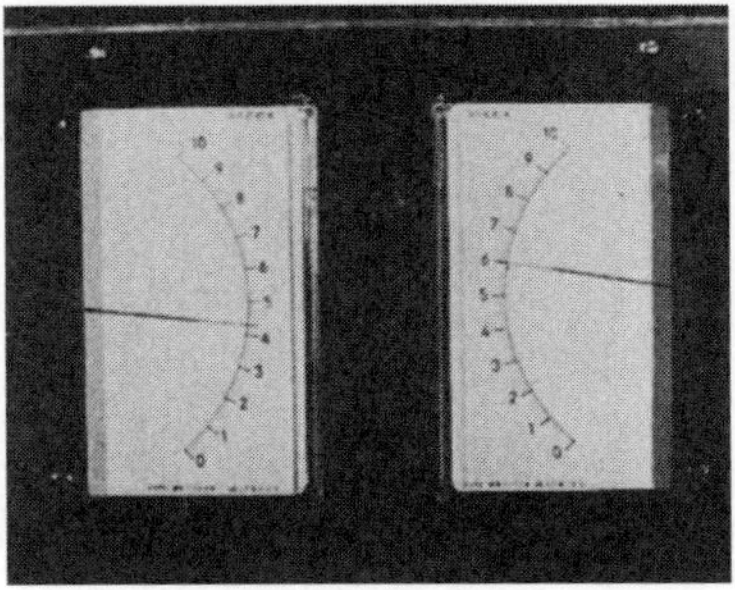

左右の差をごらんください

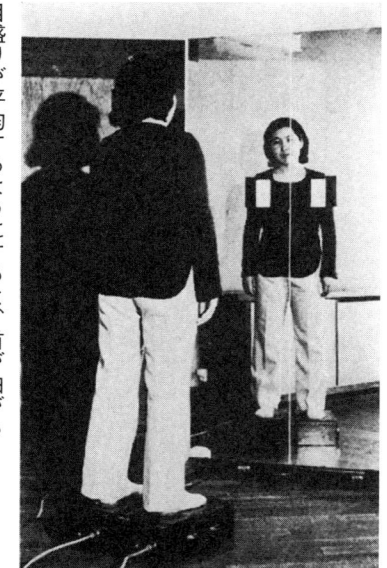

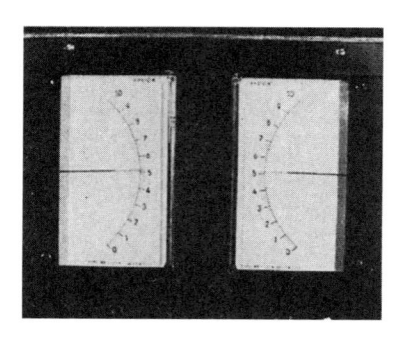

目盛りが平均するようにすると、首が曲がる

生まれる無意的な平衡運動が、どの部分で、どのように、どの程度に現われ、行なわれているかが、観察の焦点となります。

そういう意味で左右に差が著しい人の弛緩姿勢を観察することは興味深いものです。例えばこの人が一枚の絵に魅せられて、長い間眺めていたとします。最初のうちは、おそらく重い側へ力をかけて立っているでしょう。しかしその姿勢に疲れを感じると軽い側に重心を移動させるでしょう。軽い側に力を移してもすぐに疲れてしまいます。また重心を移動させます。腰の重心を左右に移動するだけではなく、それに伴って肩や首も立姿の平衡を保つために動員されます。これは誰もが行なうことですが、左右に差が著しい人はこの立姿の平衡を保つための左右運動が、より大きく表現されかつ大きな意味をもっています。左右運動が主体となって立姿運動の平衡を保っている人たちがいることがおわかりになったと思います。

四個の加重計からなる配分計——前後、捻れの測定

ではこれに属さない人達の立姿運動を保つはたらきはどうでしょう。

そこで四つの配分計をつくりました。この四つの配分計では、立姿動作の平衡を保つはたらきを追究するのにさらに細かい分析が可能になります。例えば左右だけを測

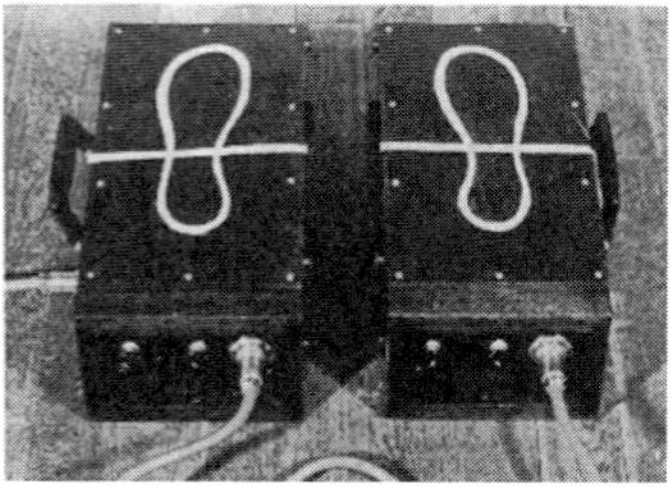
四個の加重計からなる配分計

定する配分計で、左右が揃っていた人がこれに乗った場合、その人がどのように左右を揃えて立っているのかが明らかになります。その左右の揃え方が個人個人異なっていることも分かります。またここでは、ただ立った時の状態がどうであるか、というだけでなく、所定の動作を行なってもらい、その時の体重移動も観察できます。

前後差のある人

死刑台へ向かう囚人は踵を浮かして歩いています。極端なたとえですが、一般に人間の緊張状態は体重が前に移動することによって表現されています。弛緩姿勢はこの逆に後ろへ体重が移動します。しかしそれだけでなく、ただ立っているだけで前へ力が掛かっている人がいます。動作に移る瞬間に、いつも前へ力が入ってしまう傾向に対して当然無意的な平衡運動が起こっています。例えば、池の端で魚を覗き込んでいる子供達を観ていますと、中には老人のように後ろ手を組みながら魚を一心に凝視している子供が時々います。他の子供達は同じ池の端にいながらそんな姿勢はしません。この子は普段から体重が前に掛かりやすいので、後ろに手をまわして平衡を保っているわけです。姿勢は運動の表われなのです。それが静止状態のように見えようと、無意的な平衡運動は必ず行なわれています。この子がおじぎをする時は恐らくお尻をつき出すことになるでしょう。前後運動が主体となって立姿の平衡を保っているわけです。

捻れる人

四つの配分計ではこの他に、捻れという運動が明らかになります。これは上体と下体の動きに差があるために生じるのです。例えば動作する瞬間は、上体は右、下体は左というように緊張します。従っておじぎをした時もこの捻れ配分が現われるわけです。

立姿の平衡を保つのに捻れ運動が主体となる人がいるということです。

四個の加重計による緊張立姿の体重配分類型（●印はその部分に荷重が偏っている状態）

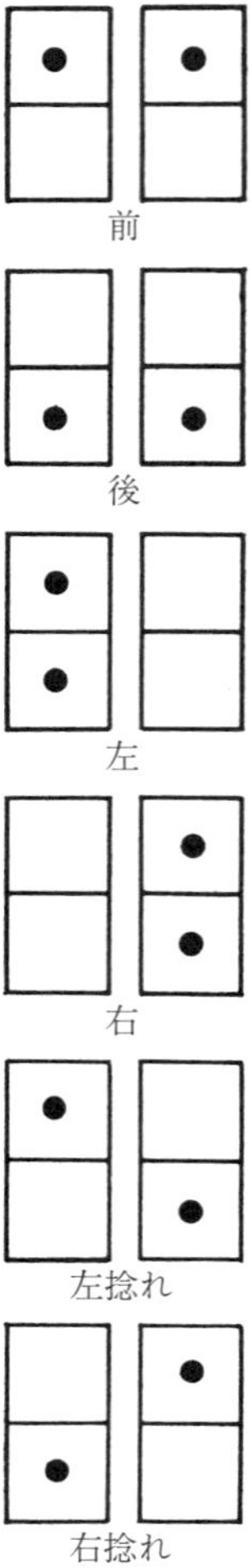

偏り運動の焦点

左右運動が主体の人はおじぎをしても左右いずれかに偏りますし、前後運動が主体の人はおじぎをすれば当然後ろへ体重が移動します。ところが緊張立姿では前に掛かっていながら、おじぎをしても後ろへ体重が移らない人がいます。今までは説明の便宜上、左右差があるからその平衡作用として左右運動があるとか、また前後運動についてもそのように説明しましたが、ここで言葉を訂正しなければならなくなりました。

そこで各個人の動作の主体となっている平衡運動——偏り運動の焦点を求める必要があります。運動の中心は腰で、なかでもL3（第三腰椎）[*4]に異常をきたすと、人間は立つことが不可能になります。L5（第五腰椎）が異常になると他の動作はできてもおじぎをすることが困難になり、L1（第一腰椎）の異常はおじぎはできても、その体を起こすことが困難になります。こうしたことから偏り運動の焦点を求めました。左右運動や前後運動や捻れ運動は、それぞれ運動の焦点が異なるのであって、同じような前屈姿勢でありながら、おじぎをして体重が後ろへいかない人もいるという疑問もこのあたりに解明の糸口を求められそうです。

体量配分計

六個の加重計からなる配分計

運動の焦点ということを考えに入れておくと、なぜ左右偏りの人はおじぎをしても左右運動になってしまうのか、また、なぜ同じ前偏りの人がおじぎをしても、お尻をつき出さないですむ人があるのか、という疑問は容易に解明されます。

個人個人に異なった偏り運動の生ずる原因はそれぞれの運動焦点の感受性の問題なのです。つまり、左右運動の焦点の感受性が過敏な人は、どんな動作を行なっても左右運動が生ずるし、前後運動の焦点が過敏な人は、どんな動作をしても前後運動が生じてしまうのです。

ある運動が主体になっているということは、その運動焦点の感受性が他に比して過敏であるということを意味しています。その運動焦点の感受性状況がそれぞれ異なる

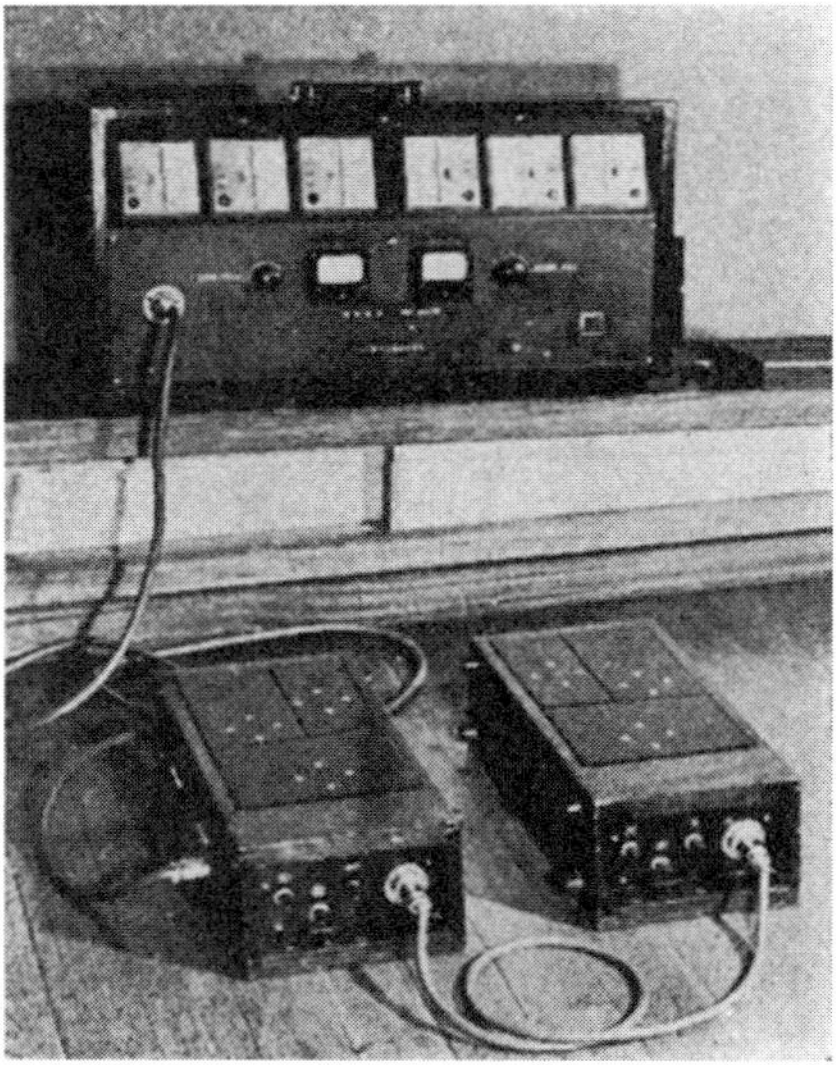

六個の加重計からなる配分計
(体量配分計)

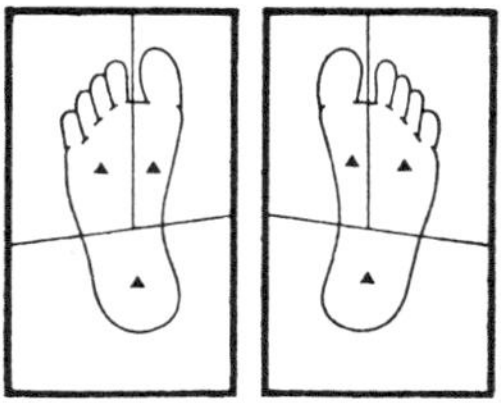

足裏の三つの支持点（左右合計六カ処）
にかかる力を計測する

ために、個人個人異なった偏り運動が生じるのです。

そこでさらに詳しく検討するために、加重計を六つにしました。これが体量配分計と称しているものです。

私は足裏の第一蹠骨に力が入るようになって、人間の手は足としての機能から完全に独立し、現在のような立姿運動が形成されたと考えています。立姿運動を究明するのに、足裏の三つの支持点にかかる力の状態が大変重要な意味をもっていると思います。

さらに個人個人の運動焦点の感受性状況を知るために、体量配分計の上で運動焦点を異にした八つの動作を行なうことにしました。

八七頁の図に示す八つの基本動作はこの観点から選んだもので、この八つで、人間の立姿動作は構成されていると思います。

こうして体量配分計によって、有意運動中における無意運動の偏り習性（くせ）を測定できるようになりました。

その**偏り習性**に**類型**があることも分かりました。それを分類して十二種類型としました。

六個の加重計（体量配分計）における体量配分類型（○印はその部分に荷重が偏っている状態）

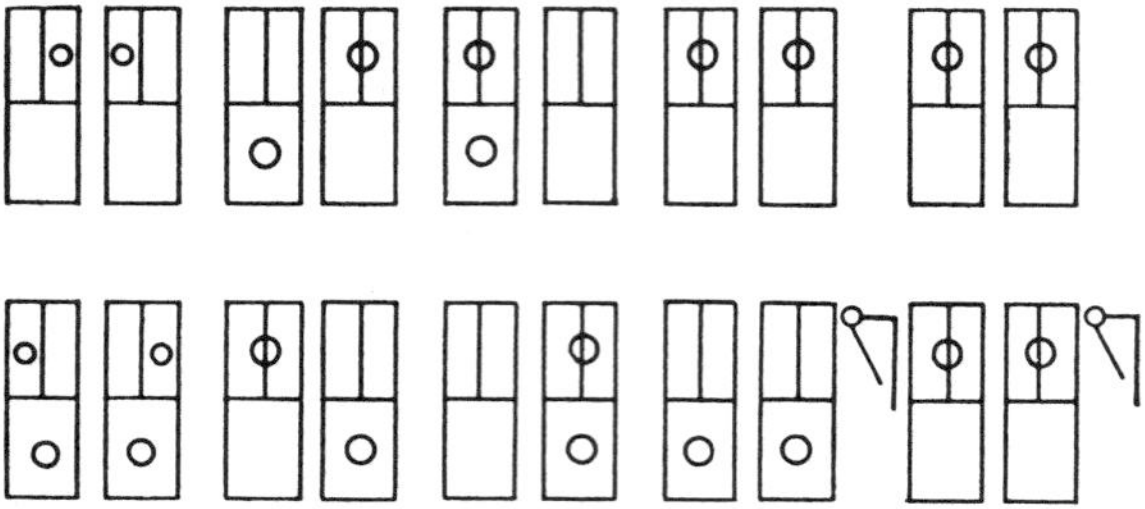

上下型　L1　一、二種

前後型　L5　五、六種

左右型　L2　三、四種

捻れ型　L3　七、八種

開閉型　L4　九、十種

体癖の運動系現象

緊張立姿（息を吸い込んだ時の緊張姿勢）

挙上（両手を真っすぐ上に挙げる動作）

左右（体を左右に倒す動作）

捻る（体を左右に捻る動作）

しゃがむ　しゃがむ動作。踵は浮かさないで付けたまま

前後　体を前に倒すお辞儀の動作

弛緩姿勢　息を吐いた時の弛緩した姿勢

片足立ち

八つの動作（Lは腰椎運動焦点）

体量配分計の上で行う基本動作でこれらの動作を行なって数値を計る（イラスト参照）

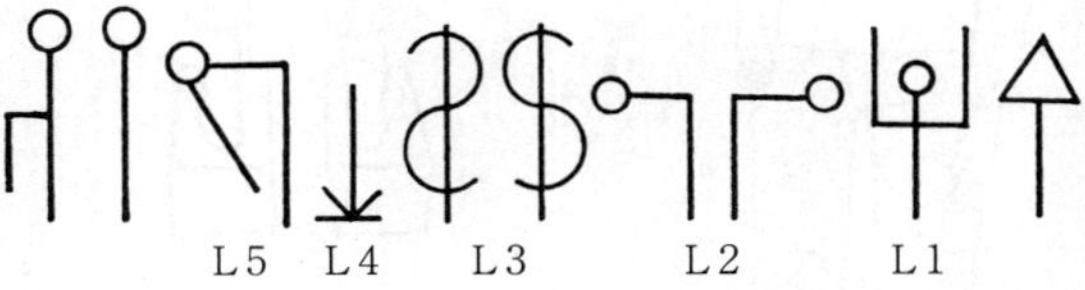

体量配分表上の記号

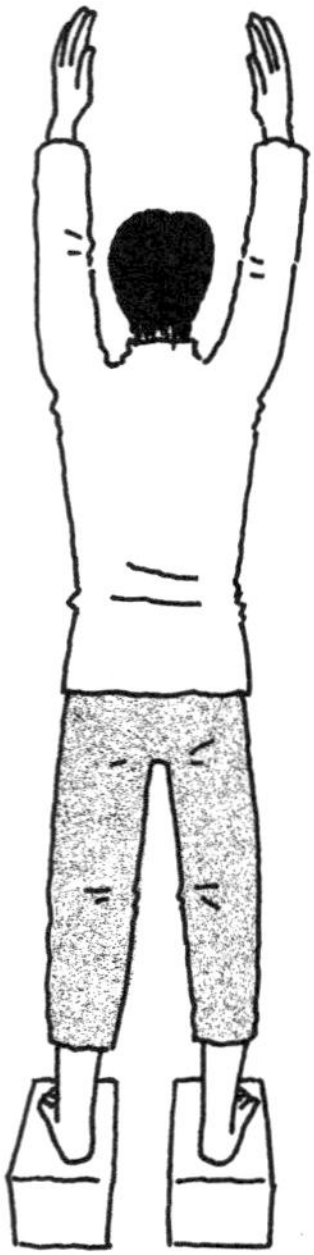

挙上（両手を真っすぐ上に挙げる動作）

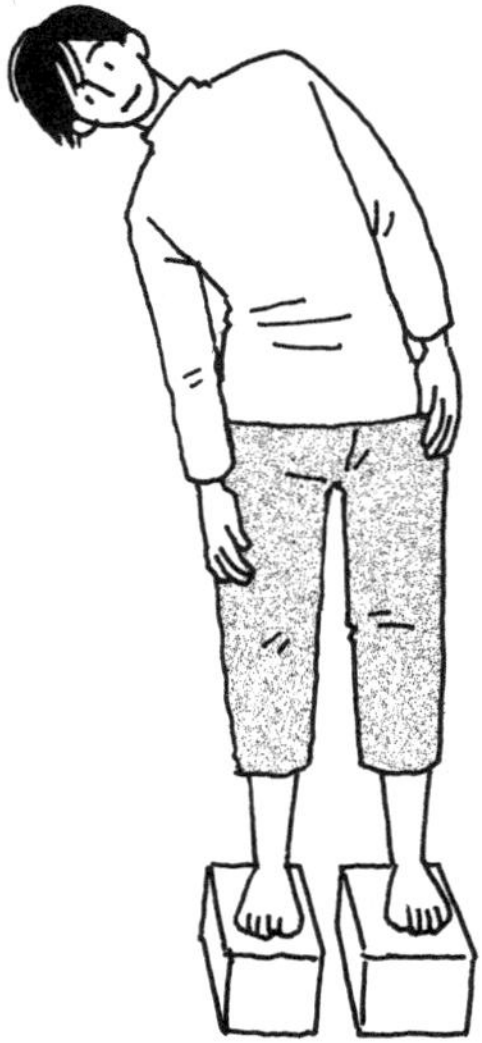

左右（体を左右に倒す動作）

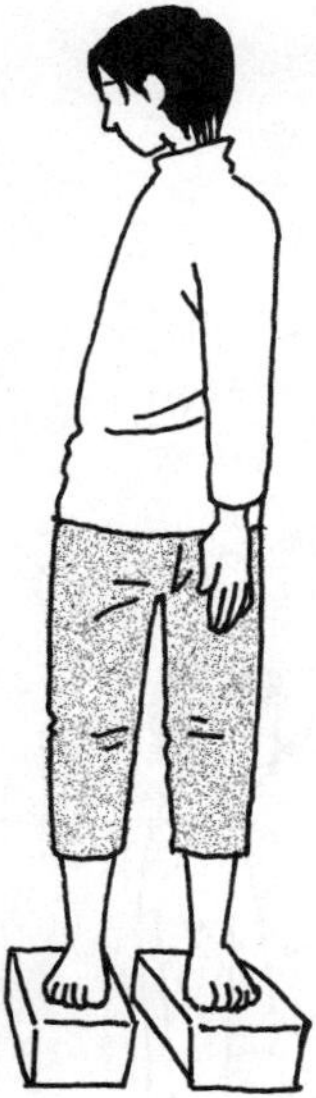

捻《ねじ》る（体を左右に捻る動作）

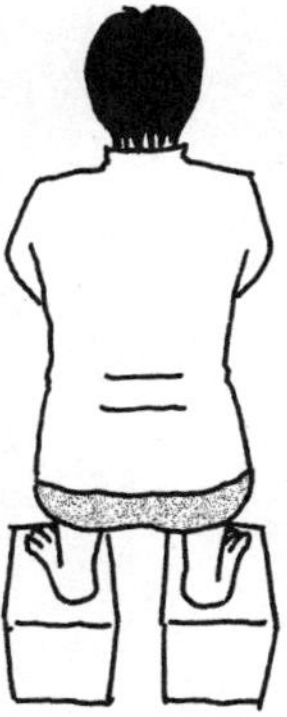

しゃがむ

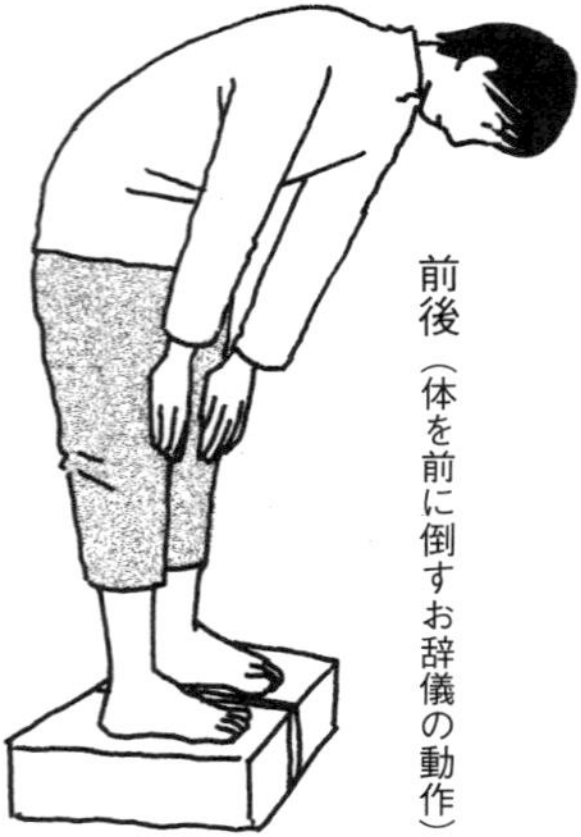

前後（体を前に倒すお辞儀の動作）

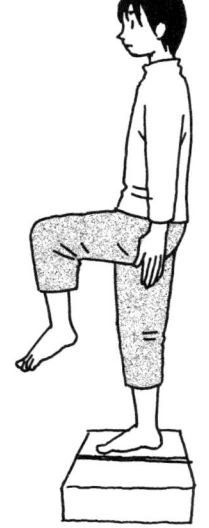

片足立ち

イラスト＝大川陽子

体癖研究について

個人の身体運動はその固有な偏り運動に支えられています。そしてその偏り運動は、その固有の運動焦点の感受性が過敏であるために生じています。運動が生ずるいろいろな刺戟に対して最も敏感に反応するわけです。その反応の現われとして有意動作の中にも偏り運動が生ずるのです。椅子に坐るにしても横になるにしても同じ動作をして各人異なるのはその個人固有の運動焦点を中心にして動作が起こっているからです。どんな動作をしてもその固有の運動の焦点が反応するのですから、疲労の中心もここにあるといって差し支えありません。従って無意的にとる休息姿勢も、その偏り運動の焦点に起こっている不随意的緊張を弛緩させるような姿勢をとるのです。夕方の電車の中でよく見かける奇妙な恰好も、吹き出すような寝相も皆この偏り運動の焦点を休めるための体の努力であり、それは体の自然な自律的現象なのです。その自律的現象も当然、個人固有のものなのです。

偏り運動の焦点における不随意的な緊張、弛緩が、個人の身体運動の主体を成していることは明らかですが、その運動焦点の動きが、体の他のいろいろな部分と連動して全体の動きとなるという事実を見逃すわけにはいきません。たとえば一本橋を渡るのに、その平衡を保つためには体全体の動きとなります。しかもその及ぶところは血行でも分泌でも内臓運動まで、手や足と同じように動きを変え、意志で動かしているはずの手や足も無意に動いてしまうのです。

そこで個人の偏り運動の焦点に起こっていることが、どのように連動して体全体の動きとなっていくのかということを見極める必要があります。腰椎1番に偏り運動焦点がある人は、丸木橋を渡るのに余分に首を緊張させていますが、その運動焦点と連動するものをも見極めていかねばなりません。

しかし人間の運動には、こういう物としての動きだけでは判らない動きがあります。たとえばお使いから帰ってくるといつも「疲れた」と言う人でも、スキーをかついで雪の山道を歩けば疲れません。イヤイヤ動くのと自発的に動くのとでは、同じ運動に対しての疲労度は異なるのです。また感情が激昂した時などは、動いていることすら自覚しまいし、闘志が湧けば平素できないこともやってしまいます。そしてそういう時には体の連動が全体の動きとなる速度がずうっと速いし円滑なのです。

私は半身不随の人が火事でビックリして逃げ出したのを見たことがあります。人間は攻撃とか防禦《ぼうぎょ》とかには全力を発揮しなければなりませんから、全力発揮のための特殊運動が行なわれるのは当然ですが、もっと日常的なことで、例えばある人はチップを貰えるかもしれないということから運動能力が発揮され、また別の人は探偵小説なら徹夜で読みつづけても辛くないというように、全力が発揮できる方向が各人それぞれにあるのです。こういう自発的な運動能力発揮の方向は、偶然生ずるのではなく、一定の習性があり、一連に連動する方向があるのです。各個人異なった自発的な一連の動きを解くために体癖研究を行なっているのであって、運動の研究に欲求とか感情とか闘志とか利害などを持ち出さねばならぬ理由もここにあるのです。

体癖各論

上下型　一種、二種体癖

一種体癖

エネルギーの大脳昇華

上下型には一種、二種という二つの体癖があります。何故一種と二種とに分けたかというと、運動習性から見れば上下型は体量配分計に乗ると前が重い、体の特徴は背骨の両側がすぐ硬くなる、首が太くて長くなっているというような面でみんな共通している。体量配分表や無意運動習性を見ている限り、一種、二種の区分はつかないのです。しかし感受性の方向から見ると明らかに区分される。

一種は自発的に自分の裡から動き出し、「こうしよう」「ああしよう」と裡から外に働きかけて、積極的にエネルギーを分散していこうとするが、二種は受け身になって、周りからの刺戟にすぐに応じて動いていくという消極的な動き方をする。二種はいつも自分の頭の中で一人相撲をやり、あの借金は今返した方がいいか、一人の人に返しては悪いからあの人にも返す、この人にも返す、こうもしよう、ああもしようと、いろいろ考えていると頭の中が一杯になってまとまらない。まとまらないで頭がくたびれると、食欲がなくなったり胃が痛んだりしてくる。つまり体の異常感覚としてそれが出てくるのです。積極的な一種の方は頭の中で「こうしよう、ああしよう」「そしたらこれこれこうして、こうしよう」と次々に考える。旅行するにしても、ここへ行って、こういうのを見て、こうやって行こうなどと空想していると、もう気が済んでしまって、それで旅行はしない。叱言を言おうと思って頭の中でいろいろ良い文句を考える。「こう言ったらああ言うだろう。こう言ったらこう言い訳するだろう」と言い訳のつかないような名文句を考えて「ああ、これがいい」と思った途端に言うのを忘れてしまう。この間も「こうしよう、ああしよう」と計画して満足したら忘れてしまった御亭主がいました。その奥さんは閉捻れ[*5]で、その娘が三種、共に本能型。そこで「お父さんは嘘つきだ。ああしよう、こうしようと言ったってやったことがない。」ここへ行く、あそこに行くと言ったって、計画だけで行ったことがない。嘘つきだ」と言う。ところが嘘つきなのではない。上下型というのは頭の中に過敏反応が起こって、頭の中で鬱散してしまえばそれでいい。そこで終わりなのです。だから計画はあるが行動はない。もし上下型が実行しようとすればその惰性でやるのだから、決してうまくいかない。だから上下型は計画してそれを誰かにやってもらうようにできているのです。ところが人がやっているのはまだるっこしい。しかし、自分でやるともっと不器用で動作も遅く周囲が見かねてしまうことになるが、理屈だけは言う。批評だけはする。自分でやらしたら、てんでだらしがない。

それでも頭の中では順々に積み重ねていく。そういう人は頭に流れる血液の量が多くなるから、どうしても首が太くなってくる。首というのは、頸椎では頭の骨を支えることができない。つまり首の筋肉が縮むと首は縮んだり曲がったりする。首の筋肉や神経の緊張で支えているのです。だから、居眠りでもするとすぐ頭が重くなり、頭が邪魔になってくる。ところで上下型は首が真直ぐに伸びているので、首が太く長くなる。こういう点では一種、二種とも共通している。首が太く長いというのは体力があるということの象徴である。だから赤ちゃんでも首のぐにゃぐにゃしているのは弱い。首がしっかりしているのは強いのです。丈夫な子供ほど早く首がしっかりする。体力というものはその首が標準になる。だから新鮮な空気の中で仕事しているお百姓さんに短命な人が多くて、頭ばかりで仕事している政治家の方が、不摂生しても長生きしているのが多いのです。頭をせっせと使うのは人間の長生きの方法です。だから上下型には割と長生きの人が多い。ただ、その長生きに一定の条件がある。それは「かくすれば長生きできる」ということを確信して、それをその通り同じことを同じように繰り返す。そうすることによって長生きをする。大体、上下型の一種というのは非常に長く生きている。どこの家にいっても、そういう一言居士《いちげんこじ》はいるけれども、それでいて長生きしている。坐り込んで批評したり理屈ばかり言って、それでいて首が長くて太い。行動したらだらしないが、理屈を言わせておけば立派で、年を取ると行動しないことがうまくカバーされる。年を取ったのだからしようがないと、やらせないから、もっとうまくいくのです。ともかく上下型の長生きの秘訣は「かくかくすることをこの如く繰り返す」と、それだけなのです。だから酒を飲めば長生きすると確信してしまえば、お酒をきちんと飲んでさえいれば長生きする。煙草をやめれば長生きすると思ったら、煙草をやめれば長生きする。三度三度きちんと同じ時間に同じ物を食べて、そうしていくことが合理的だと信じていたら、それをその通りやると長生きしていく。お米をやめた方が長生きすると思ったら、苦心してでもやめると長生きしていく。別段そんな方法によるのではない。ただ頭の中に余分なものを持ち込むことがなければ長生きするのです。だから何でもいいのです。「俺は五時に起きる。

早起きして太陽の光を仰げば長生きする」とそう確信すればそうなる。それが全然あべこべのことでも確信すればそうなる。百十歳になる一種のお坊さんがいて、「我輩の長命の秘術は色欲を慎んだことだ。九十歳以後は厳に慎んでそれを用いなかった」というようなことを平気で言っていましたが、そうだと信ずればそうなる。そこで上下型の特徴は「頭で信じたままに、頭のはたらきで体を動かすことができる」と、そういうように考えてもさほど間違いではありません。そこで一種体癖の人には、「かくかくの理由でかくかくの如きことをしなくてはならぬ。かくあらねばならぬ。かくすべし、かくすべからず」ということを適当にその人に判りやすい理屈をくっつけ、つまりオブラートに包んで潜在意識の中へ入れてしまうのです。一度入ってしまったら、その如くなる代りに、それに背いたら体が毀れる。

私は昔、ある一種の人をつかまえると、「枝豆を食ってはいけない。竹の子を食ってはいけない」とその季節になると言いました。すると「そんなことはない」と理屈を言う。しかし理屈を言っても、食べると実際に体が毀れる。「昔は毀れなかった」と言うが、食べるとまた毀れる。それはただの脅かしだということを後で聞いて口惜しがって食べてみても、やはり毀れるのです。もう潜在意識の中にスーッと入り込んでしまったら、それは一生続く。私はその竹の子と枝豆でずいぶん実験してみました。

小豆でもやった。小豆を食べたら体が悪くなると言ったら、最中を食べてお腹を毀した人がいる。「何を食べた?」「最中を食べた」「最中の中に何がある」「あっ、小豆だ」とそう言った人がある。もう意識で小豆だと気づかないで忘れていても、潜在意識では小豆を選り分けて体が毀れるのです。だからオブラートの包み方さえ上手なら適当に何でもいいのです。理屈をつければいい。いろいろな理屈のつけ方があるが、相手の意識が受け止めのきかないうちに、ヒョッと何気なしに放り込んでしまうと、そのまま一生でも続く。しかし「これをやってはいけない」とか「それはこうしない方がいい」と言って奨めても駄目です。彼はもっといい理屈を考えるからです。「こうすべし、こうすべからず」と断固として放り込んでしまう。断固として放り込むと、それを入れてしまう。「外へ出る時は白い衿をつけなければおかしいよ」と言うと、暑かろうと寒かろうと白い衿をつける。それがそうだと思い込むと、誰も白い衿をしていないことが判っていてもそうする。皆が流行遅れでおかしいと思って見ていても、白い衿をつける。また袖のないのが流行だと聞くと、袖のない洋服を着て歩いている。他に誰も着ている人がいないのに、袖のないのが流行していると思うのです。流行しているというのは多勢の人が着ていることなのだけれども、その人にはそうではない。袖のないのが流行だと思い込み、他の人はみんな流行遅れだと思っている。それを不思議に思わないのです。今年の流行色はブルーだなんて言う。本当に現実に流行していないことを見たって、そんなことは構わない。これが流行だ、周囲の人が遅れているのだと思う。だから「百見は一聞に如《し》かず」というのがその特徴で、現実で見た目よりは、一度そう思い込んだことの方が真実なのです。そういうのが一種的な感受性の特性であります。

一種の指導法

一種に対する指導法というのは極めて容易で、それこそ歯みがき粉を飲ませて神経痛を治すくらいは朝飯前である。その人が薬を飲めば治ると思っている限り、メリケン粉でも薬として飲ませれば効く。ただそれに勿体《もったい》をつけるオブラートがいる。これはメリケン粉だと言っても食べないけれど、どこそこの何と、カタカナの名前をつけて三万円くらいするというような、そういうオブラートにさえ包めばいい。だから一種的な感受性の指導方法はそれほど難しくないが、大体は長生き型で、頭の中に余分なものをもたないで、毒にも薬にもならないようなおもちゃを潜在意識に入れることに成功すれば長生きする。

その代り一種体癖の人は、人のやる掃除でも気にしているが、決して自分ではやりっこないし、やったらもっと汚すか、くたびれるかである。

また先入観念とか先入主に支配されやすい。「鰻を食べて梅干を食べると死ぬ」などと聞いたり読んだりすると、その後で間違って食べると、本当にその人達はお腹を毀すのである。私は昔から食べ合わせが悪いというものを一通り食べてみたけれど何も異常はなかった。だから食べ合わせなどというものは一種的な感受性によって作られたものであると思うのです。

水をかぶることが養生だとか、体が丈夫になるなんていうと、寒くても冬の朝でも水をかぶっている。冷水摩擦してどこが丈夫になるかというと、皮膚が面の皮のように鈍くなるだけで、風邪をひかなくなり、脳溢血に近づくのであるが、そんなことでも一種体癖の人にはそれが健康法なりと確信したら健康法になる。断食が健康法だと確信すると断食しても丈夫になる。

ところが眠ることだけにはどうしても抵抗ができない。眠らないのが健康法だといってみても、なかなかできない。一種の人はそういう一種の迷信、盲信というか、あるいは先天的な先入主とでもいったらいいか、眠りに対してだけは弱みというものをもっている。一種の人を病気にしようとしたら眠らせなければいい。毎日一時間か二時間眠りを削ると、まとめてどこかで患うので、ともかく寝なければ大変と思っている。だから病気にならなければ寝られないと思うと病気になる。朝寝、昼寝、宵寝、恥も外聞もなくどんなことをしてでも寝ようとする。その眠りが足りないということだけには弱いが、それ以外のことには強い。

ある上下型の人ですが、二十年前に脳溢血をやって左半身不随になり、また七、八年前に逆側の脳溢血をやって両方共に動かなくなってしまった。二度目の脳溢血が落ち着いてから、ある日、見舞いにゆくと、蒲団の外に出てしまっている。「蒲団にのぼれないのですから妙な具合ですよ。昨夜から家内を起こそうとしても、つっつけない」と言う。そして「人間もこうなったらおしまいですな。それなのに生きているのだからまた面白い」と言ってケラケラ笑っているのです。そうなってから笑っていられるというのは全く偉いと思った。私が病人を褒めたのはその人だけである。もう七十幾つになるというのに、六十幾つの奥さんと新婚の人と同じように夫婦喧嘩しているのです。

ある時、その奥さんが、「私には何故シワがあるのでございましょう」と私に訊くので、「お幾つになられますか」と訊くと、「六十四になりますが、何故シワが出るのでしょう」と訊く。御主人は聞いておられないらしく、「ハッハハッ」と笑って「お前は三種だから頭がおおらかだな」と言った。ところが奥さんにはそれが通じない。「どこを押さえたら、シワがとれるのでしょう」とまた言うのです。仕方がないので「六十四方を押すのですよ」と言ったら「どこの場処でございましょう」「それをお探しになるととれる」と答えたら、御主人の方がまたケラケラ笑っていました。一種には、そういう話の可笑しさが解るのです。

一種の人は、例えば「ビタミンCをたくさん摂ると皮膚が滑らかになります」こういうテレビの宣伝を見たとする。すると「私はビタミンCを摂ることが少ないから皮膚が荒れるはずだ」と確信するのです。確信すると、すぐそれが現われる。そうするとビタミンCが気になり、食べること、食べること、夏みかんを一ぺんに十七個食べたという人がいます。それでもビタミンCが足りないと確信しているから皮膚の荒れが治らない。それで私が言った。「ビタミンCの過剰は皮膚をいためるからやめなさい。そんなものを食べているから皮膚が荒れるんです。すぐやめなさい」と。やめたら途端に綺麗になった。「やっぱりあれは過剰でございましたね」「その通り」と言っておく。その前に何故肌が荒れたか、何故治ってしまったか考えない。頭の中で足りないのだと思っている間は治らない。今度は過剰はよくないと言われ、そうだと思って、全部やめたら治ってしまった。まるで、嘘のようなことがたくさんあるのです。一種にはそういう傾向があるために、一種の病気は「私は癌ではないだろうか」と思うと、癌ノイローゼだけで終わらないのである。体の上にも癌的症状を作る。そういうので癌を手術して悪くなった人達がたくさんにおります。結核でストマイ（ストレプトマイシン）を服用して耳が聞こえなくなるというのは、ほとんどの人が一種なのです。彼は結核なりと信じて、結核になったつもりになって咳をして、そしてストマイをどんどんやって、耳が聞こえなくなってしまっているのです。そういう観念で体まで自由に毀していく。それだけに一種の人の病気というのは得体のしれないものが多くて、自分の中にある、どこかにある塊り、潜在意識の中にある圧縮されているもの、それが破壊されないうちはどんな病気にでもなるのです。そういう特質があるので、それの方向を転換してやらないと変わらない。どこからでも、方向を変えれば癌のようなものもあっという間になくなってしまう。だから奇蹟など現わすのに非常に都合のいいのが一種体癖であります。自分で信じた如くになっていく。一種体癖の矯正方法はそういう大脳内部のはたらきの角度を変えて、つまり精神指導といいますか、そういうものを主体にしていけばいいのです。

二種体癖

頭の緊張が体に反映する

それに対して二種は感受性傾向が受け身で、積極的に表に発散しない、内攻的な凝固しやすい傾向をもつ上下型であります。大脳で考えたようにならないで、彼が癌を心配しようと神経衰弱を心配しようと、それにおいて現われるのは間脳過敏状態で、胃袋の変動なのです。一種と二種との区分は、緊張した時に胸鎖乳突筋が硬くなるようなら二種、頸椎筋が硬くなるようなら一種と、そういう風に考えて分けられるくらいに反応の起こる場処が明瞭に違うのです。同じ恰好して、同じように何かあると大脳が緊張する。それでいて大脳の緊張による反射は、いつも胃袋に起こる。あるいは心臓に起こる。胃袋なら胃酸過多、心臓なら心悸亢進、あるいは脈搏の増減。脈搏のリズムが乱れる。脈を押えて正常なのに、「あっ、あなたは四つ目に一つとびますね。ちょっと自分で計ってごらんなさい」と言って計らせる。計ると四つ目にとぶというように感じる。ところがその後で調べると本当にとぶようになってくる。二種の大脳緊張の敏感さというものは、そういった実験で割に簡単にできる。胸部活点を押さえると誰でも脈が止まるのです。「止まりますね」と自分で脈を計らせて、ちょっと押さえる、止まる。押さえる、止まる。二、三度やってから今度は全く違う場処を押さえると、二種だとやっぱり止まるのです。つまりそういう大脳緊張に対して迷走神経系統の支配している臓器が非常に敏感に反応する。ところが他のことには敏感でない、心臓や胃袋はすぐそれで変化するけれども、手を前へ伸ばしてこの手が寄るとか、開くとかいう暗示の実験をしてみると、なかなか動かない。他の人はこの手が寄るとか離れるとかいう暗示には敏感なのですが、二種の人は、寄るといっても極めて少しくらいしか寄らない。開くのも極めて少ない。鈍いのです。鈍いからこれは観念法の誘導をする催眠術に鈍いのかと思って脈で実験すると、他の人ができないようなことが敏感にできる。「時々理由がないのに心臓がドキドキとしませんか」と言うと、嫌な顔をして聞いている。「しません」と言う。「変ですな」「あっ、先生、しました」「そうでしょう」と言っておくと、それからは理由がなく時々ドキドキドキとなって自分では止まらないのです。「変ですな」と言ったのが、きっと潜在意識に入ってしまったのでしょう。自分はまともなつもりでいるのに、やっぱりドキドキしてしまうのです。する方が変なのに、しない方が変なつもりになってしまうらしい。そのように、どこかで自分の錯覚でそうなってしまうのが特徴である。私はそういう精神誘導を、相手にそれが暗示だとか、精神誘導をしているとか一回も気づかれることなく、こういう話の直後でもできますが、そういうことはちっとも珍しくないことで、それは手品のように、オブラートに包む包み方さえ上手なら、ちっとも難しくないのです。けれども二種の場合には少しも技術は要らないのです。心臓に対する影響が一番簡単で、その次に胃袋に反応が起こるが、胃袋の過敏反応は、胃酸過多状態というもので現われる。酸が非常に過敏になって、ちょっと頭で心配すると、酸が多くなる。ああしよう、こうしようという頭の中での運動会を開いても、部屋の模様替えなどを頭の中であれこれ考えても、もう胃酸過多が起こる。頭の中で運動会さえ開けば、いつでも胃が痛くなる。こういう二種現象が重なると、胃潰瘍になります。それが観念で胃酸過多を起こしても、酸の過剰ということでは変わりがない。ところが普通の胃潰瘍と違って、二種的な胃潰瘍というのは、首の胸鎖乳突筋を愉気しながら押さえると治るのです。二種の胃潰瘍というのはこういう面において特殊性があります。

二種は大脳に過敏反応を起こし、この過敏反応部位の刺戟によって、体全体の変化を引き起こすことが最も敏感に行なわれますので、二種に対しては、暗示その他、精神誘導技術を用いる機会が非常に多いのです。ただ、その場合、それを暗示として説明すると絶対に効果がない。暗示でなく「かくかくする限り、かくなるべし」と言うそれを先入観念として入れる。大抵の医学書を見ると、そういうことに都合のよいことが書いてあるが、「この本の何ページと、何ページを読みなさい」と言えば、活字は言葉よりなお魅力がある。もうその通りになるのです。だから念ずれば自分は長生きできると思ったら長生きできる。酒を飲めば長生きすると思えば、その通り長生きする。毒も薬もない、頭の中だけで変化する。頭の中にあるその価値観を変え得れば、変えたような変化を起こします。だから彼の養生法の正体は、その価値観にあり、価値観を作り出す大脳緊張、それがすべてのもとになる。だから彼のもっている価値観を転換させること、その価値観を壊してしまえばいいのです。これが二種の指導法の絶対的条件であります。いろいろの精神誘導法は、二種と十一種に、特に価値観の打破ということは、二種において最も効果を上げる。みんな自分自分の価値観でビタミンBが体に必要だと思っている人はせっせと食べているし、ビタミンCの要る人はCを食べている。昔ならヨードを食べたり、ホルモンを入れたりしている。昔は大根おろしにジアスターゼが含まれているから、大根おろしを食べなければ、胃病になると言われた時代があった。生水を飲んではいけないとか、腹巻をしなければ必ず病気になると思っていた時代もあった。皆それぞれ、その時代の衛生の流行があって、それぞれに新しい流行を作っているのです。今も同じです。ついこの間まではウエスト五十七センチなんていう、ヘップバーンの、そういう細い、吹けば飛ぶようなのが美人だと思われていたが、近頃はバストが人より大きいのが美人だと思って、バストの寸法でそれを決めようとするが、それは美人に対する価値観念が変わってきただけで、ともかく、価値観は絶えず変わるものです。変わるに従ってそれに価値が出てくるのです。

人間の世界においては、大脳が支配する面が非常に多いので、その人がもっている価値観を打破することが一番大きな転換をきたします。殊に一番大きな転換を来たす上下型の、特に二種において最も明瞭であります。その価値観を壊すと一緒に大きく転換する。ある二種の人で絶えず胃潰瘍になって、そして絶えず養生している、せっせとゼラチンを飲んだり、薬を飲んだり、いろいろなことをやっているのです。「胃潰瘍なんてもう流行らない、なんと言っても病気をやるなら痛風だ、あれは帝王の病気で、よほどぜいたくをした人でなければなれない。胃潰瘍なんかになるのは貧乏人の徴候。食えないものまで食おうとするから胃袋を毀す」などと言ったら、今度は痛風になって指の先が曲がらない。本に書いてあるような徴候が出てきたのです。それは胃潰瘍に対する価値観念が痛風に転換してしまったためで、「今日はすし屋によって、つい七つ食べちゃった。昨日は帰りにウナギ屋に寄った」「そんなことをするから痛風が起きるんだ」と言ってもせっせと食べている。もう胃潰瘍や癌を忘れている。

二種というのはそういう特色がある。

一種と二種の区別

一種と二種の違いは、体の中の潜在体力の動き具合が全く違うのです。例えば一種は空を飛ぶ夢を見たりするが、二種は同じ体の要求でありながら穴に落ちる夢を見る、共に大脳昇華の夢です。エレベーターでさーっと落ちるような、あるいはさーっとお腹の中が硬くなるような夢を見るのは、性欲の大脳転換によるもので二種的な傾向に現われる。空を飛ぶとか、水の中を泳ぐとか、棒を持って追いかけるとか、海へ飛び込むとか、水へ飛び込んだとかいう夢がある。水に飛び込むなどというのは、女なら妊娠の要求です。妊娠の要求があるとそういう夢になる。知らないから平気でそんなことを人に言っているのです。ところが二種になると追いかけられた、おそわれた、つまずいた、穴に落ちた、高い所から飛び降りた、突き落とされた、同じ要求でも夢の内容は全然違う。だから潜在意識の状態は似ているが、積極的と消極的のそういう区分があるのではないでしょうか。ツーメセント的な傾向とウーイング的な傾向と二つの区分ができるのではないでしょうか。その人達の夢を丁事に尋ねて、その体の状況に照らし合わせると、もっと明瞭になる。だから穴に落ちたような夢を見た時には頭部第四整圧点*7が硬い。それを覚えている限りしゃべるまで硬い。七種体癖とか、五種体癖の人は夢を忘れてしまいます。九種体癖の人などは夢と現実と、とり違えて、どっちが夢だか間違えることがあります。ところが一種は決して夢は忘れないでよく覚えているのです。ひどいのは夢で色まで見ている。色を見るのは三種傾向に多いけれども、一種は形と事柄を克明に覚えているのがその特色であって、夢を丁寧に聞いても、一種か二種かの区別はよく判るのです。

過敏反応部位は一種傾向の人は頸椎筋に現われるのに対して、二種傾向の人は胸鎖乳突筋に現われやすい。そこが硬直するだけでなくて、同じに引っ掻いてみても赤くなる部分が違う。同じ熱さの湯で温めてみても、赤くなり具合が違うのです。それ故、一種、二種に対する問題は、その潜在体力からその人の頭のはたらきが、どこに一番過敏反応部位として現われるかというのを見つけ出すことが、その指導の要点でありまます。

大体上下的な傾向の人はみんな上に上がる傾向がある。踵がつかないで背伸びして歩く。従って行動の焦点は、腰椎の一番に偏する。立って歩く時、うしろから腰を調べると、普通は三番で歩いているのに腰椎一番に力が入って歩いている。そこで飛び出して可動性が一番鈍くなっている椎骨は腰椎一番で、それが一種的な感受性を作り出すのです。もし一種的な感受性を亢めようとしたら、腰椎の一番の飛び出す体形にしておいて暗示を与えれば極めて容易ですが、一番が引っ込んだ体形では難しい。そこで一種的緊張を弛めるには腰椎一番の上がっているのを下ろすように、腸骨櫛を下げるようにする。あるいはもっと積極的に足を上げてしまえばいいのです。だから椅子に腰かけながら足を上げるなんていうのは一種の人の休め方です。そうすると頭の中が休まるのです。つまり頭が絶え間なく働いていないで、居眠りするきっかけができてくる。だから頭が疲れると行儀が悪いが机に足をのせるのです。ところが歩いている時に腸骨に指を当て、下に下げるようにして押えていると頭が休まります。ともかく腰椎一番の状態が上下型の人の観察の焦点になります。

左右型、三種、四種体癖

三種体癖

左右型（体運動の特徴）

三種、四種の体癖、これは普通左右型といいます。体の運動が右か左に偏るのです（二つの秤があればすぐ判る）。体量配分計に乗ってみると、どちらかが重い。その重いのが五キロ以上、普通一割ですね。一割以上片側へ偏っていれば、そういう体癖があるのではないかと考えていい。二割偏りがあれば、もう完全に左右体癖だと思っていい。

しかし二つの秤だけで見たのでは、その人の中に左右型的な傾向があるというだけで、左右型体癖だという断定はできないのです。けれども左右的な素質はあるということになる。

左右的な素質というのはどういうのかというと、自律神経の過敏反応、これがその特徴であります。特に三種は交感神経反応、四種は副交感神経反応が強いのですけれども、両方とも同系統のものとしてみてよいでしょう。

だから胃袋が働かない時は心臓の方に行くのです。何事もないのに、時々心臓がドキドキするのです。よく「心臓が悪いのでしょうか」と訊きに来る人がいます。それは心臓が悪い訳ではない。交感神経は心臓に対しては鼓舞神経といってそのはたらきを誘う神経ですから、それが亢ぶると一緒にドキドキする。その逆に四種の場合には心臓がポッと静かになって、縮む傾向を起こす。だから普段は胃袋に偏り反応して、胃袋の運動になっているが、何かあって感情が動くとすぐ交感神経が亢ぶる。ところが胃袋が働きにくくなっていると心臓に影響がある。だから三種、四種の人は胃袋または心臓に変化を起こしやすい。胃袋の方は、胃袋の伸び縮みする自体のはたらきであるが、心臓に対しては交感神経的なそれを抑制したり鼓舞したりという神経的なはたらきをもっているのです。そこで胸椎の四番の左とか胸椎の六番、七番、頸椎の六番、七番、腰椎の二番、重心側の足、その逆側の手などに力が偏るのです。いつも運動が偏っている処には共通した硬直、硬結があります。

だから三種、四種の人は俯《うつぶ》せの状態にしてみますと、胸椎の六番から八番、十番くらいまでの三側が盛り上がっている。三側というのは背骨の棘突起に指を当てて三本目の個処ですが、そこが硬くなっているのです。その三本目の両側が盛り上がっているのです。普通の人では極端に食べ過ぎた時に臨時にそうなるだけなのですが、三種、四種の人は「お腹が空いてるわ」と言う時でもそこが盛り上がっているのです。だから俯せになってみればすぐ判ります。三種や四種のごく食いしん坊の女の人は、年を取ったら腰から曲がってしまって、何かにつかまっていないと歩きにくいというくらいに曲がる人が昔はよくありましたが、昔は栄養を量でだけ摂っていたからそうなったのだと思うが、ともかく極端なのはそうなる。ならないまでも背中が丸くなっているのを見ても判るくらいです。体癖から観ると、食欲を背負って歩いているように感じてしようがないのです。

また、どんな体の使い方をしていても、左右いずれかに力を偏らせているから、履物の減り方でも、着物の崩れ方でも、歩き方でも特色があります。その上、脚は力の偏る側が太く、腕も曲げて力こぶを入れさせると左右の差が極端にある。顔はその側が縮み、眼は細い。手は偏る側は伸ばしにくいので、いつもハンドバッグ等はその側に抱え込んでいる。無意識に偏るのですから、どんな運動をしてもその偏っている側の負担が多くなり、体を休める時は偏っている側の脚を逆側の膝に乗せる。仰向けになっても、力の偏っている側は胸が厚いから逆側が浮いてしまうので、眠る時は逆側を下にして平衡をとっているが、偏りが激しくなると、偏っている側を下にする。病気をやる前などには、こういう傾向が生じる。立って働いていても、腰椎二番の硬直度がある一定の状態に至ると疲労感を感じて、それからは働き続けられない。疲労したのは腰椎二番であるのに、全身が疲労感に襲われる。それ故、旨そうな食物を見たり、面白いことでも始めれば、クタクタになって何一つ動かせなくなっているのに、また元気になって遊べる。疲労部分と疲労感を別にして考えれば、こういうことを一概に勝手だとのみはいえない。健康法のつもりでいろいろの体操をしても散歩をしても、その動いているうちは力が偏るのだから、どんなことを行なっても却って体は疲れるだけです。腰椎二番は脊髄反射的立場からみれば胃袋や肝臓の収縮に関連があって、この部分が緊張すると、胃が収縮するので拡張要求が生ずる。だから、左が硬くなれば食べたくなる。空腹になると苛々し、食べると治まることの甚だしい人を見たら、左右に偏っているのではないかと履物を注意すべきでしょう。「私、とても癪に障ったの」と言ってウンと食べる人だったら、三種とみてまず間違いない。

三種は台所が大好きです。七十を越して八十に近いというのに、まだ料理を作ることばっかり考えているお婆さんがいる。金があれば台所の道具を買ってしまうのです。そしてセッセと作る。幾つになっても、食べ物を貰えば嬉しい。

食べ物以外の物では嬉しくない。食べ物も、お菓子のような自分が手を加える余地のないものより、鰹節とか砂糖とかいう方を喜びます。だから鰹節や砂糖や缶詰などをたくさんくれる人は、そういう左右重心の人がとても多い。自分が嬉しいからそうするのです。私のところでは盆や暮になると、広い部屋に一杯になるくらいに貰うが、それをいちいち確かめるのは、その贈物をくれる人の体癖研究なのです。この人は何種、この人は何種と分けると、あける前に中味が判る。これは楽しみなことです。皆さんもやってみると面白いですよ。

三種、四種の人に包装させると、非常に折り目のきちんとしたことをやる。香典袋なども大きな袋で、きちんと書いて入れてくれる。だから三種だなと思う。大きいから香典が多いなとは思わないで「あっ三種だな」と思うと大抵は当たる。

小さなクシャクシャな茶色の封筒か何かに、お香典と書いてひょいと置いていったが、クシャクシャの封筒の中に十万円とか五万円とか入っていたならば、それは九種だなと思っていい。立派そうな包みにそれに応じた額が入っていたならば、これは上下だなと思ってもいい。それが台にでも乗って、婚礼の御進物の時のような具合に立派な時には、五種だなと思っても間違いではないし、みんなそういう感受性があるのです。

色に敏感、形に鈍感

三種、四種体癖の人は皮膚は非常に敏感で、色彩にも敏感です。ところが形には鈍感です。だから綺麗な着物をみっともなく着ていたら三種ではないかと思って間違いがない。細いマネキンが着ていたら素敵な洋服を、似合わないのに平気で着ている人がいたら三種とみてもいい。多彩な綺麗な色、色と色の映りはいいが、自分さえいなければ似合うような、そういう洋服や着物を買って着てしまう人があったら、三種だと思えばよい。上から下まで、靴下から靴まで、スカーフからハンドバッグまで、寸分非の打ち処なく、寸分隙のない恰好していたら九種ではないかと思ったらいいが、形には無頓着で色彩感覚は非常に緻密だという場合には三種、四種である。

それは自分の家の中でも同じで、綺麗な色が壁に飾ってあるが何のために飾ってあるか判らない。とんでもない色同士が雑居して、全体として見るとこんがらがっているけれども、その人にとっては快く見えるらしい。不似合な色の着物、誰かが着れば似合うだろうというのをわざわざ自分で着て、どこかに置いたらいい色だと思うようなものをわざわざ室に置いて、そして着物でも何でも、みんなそこにかけるものはかけ、押し込めるものは押し込めるとかして、その型の乱れは気にならない。だからハンドバッグをあけて見てもクシャクシャに押し込んである。いや、自分で三種がないと思っていても、中がクシャクシャだったらあるんですよ。まあともかく三種はハンドバッグだけでなく引出しもクシャクシャ、押し入れもクシャクシャ、机もクシャクシャなんです。ある三種の男で自分の机の上が整然と片付けられたら不愉快だと言い、「俺はちゃんと判るように整然とクシャクシャにしているんだ。これを片付けるとは何事か」と怒った人がいたそうですが、いじられると判らなくなる。だからそういうクシャクシャの机の人には、食べ物を持っていくこと。

机の中がクシャクシャで、ハンドバッグがクシャクシャで、戸棚がクシャクシャで、ひどいのは自分の頭もクシャクシャで、それなのに顔だけは丁寧に画いている。色だけ丁寧に塗ってある。目の回りに青い色がついて時々目を瞑っていると、いよいよ目が梟のようになる顔があります。目の下にまで塗っているのですね。狸すらびっくりするだろうと思うのですが、自分では判らない。三種の人はそれが濃いのです。実物が悪くなければそんな装飾したり眉毛をくっつけたりしませんね。ところが三種は実物がよくても、くっつけるのです。隣の人がやっているからという理由で、綺麗な素顔に傷をつける。素顔よりも綺麗にお化粧している三種の人はまだ見たことがない。それでお化粧の必要な年齢近くになると、頭までクシャクシャにして、顔だけ綺麗に塗り、料理も作るのは好きだけれど、片付けるのは大嫌い、整理整頓が苦手なのです。

行動のもとは感情——好き、嫌い

三種は空想の中に住んで、感情以外のものの価値を認めないのです。行動のもとは好き嫌いなのです。だから嫌いな場合は百万石でもいかない。いくら利害得失を説いても判らない。利害得失が判らない。それでいて利口に見られることが好きで、雑誌の記事や新聞を覚えていて、それを振り回すが、自分では考えない。だから小説を読んでも、解説とか梗概だけ読んで意見を述べたり、音楽を聞いていても、「今のシューベルトちょっと重いわね」なんて言う。その批評は前の日の新聞記事にそう書いてあったのです。

しかしみんな色は白くて美人です。感受性は非常に豊かで、感情で動けるが、利害得失では動かない。共産党の理論にくわしいとする。それはその理論が好きだ、その本を紹介した人が好きだ、というように、何らかの好き嫌いが行動の原理になっているだけで、理論そのものは判らない。極端に言えば、そういう傾向があるのです。

三種と四種の異常の焦点

左右重心が偏るという場合に、どこに異常が現われるのだろうかというと、重心側の逆側の腰椎の二番及び同側の胸椎八、九、十番、それから同側、逆側と関係なく、右側の胸椎の六、七番、肩、下頸交感神経節、そういう個処に現われる。

肩が凝っているという人は多くそういう三、四種的な素質が何パーセントかあるのです。それがなくて肩が凝るということは少ないです。上下型は頭の緊張した時には臨時に凝るが、凝りを感じない。九種も凝るが、凝りと感じなくて頭の血が籠もって下りないというように感じます。あるいは頸が硬いと感じます。ところが三種は肩が凝ったと感じます。だから三種は「肩が凝った」と言う。それから胸椎の一、二、三番の一側、目の疲れです。三種は目が疲れやすくなります。三種に少し捻れが加わると口の角が締まらない。あるいはここによく鳥にお灸をすえられたというようなものを作る。三種が水が足りなくなると、あるいは七種、八種が食べ過ぎると、口角に異常が出る。

それが感情を抑えた場合に頸椎六番、七番が硬くなる。何か感情を強く感じた時に胸椎の六、七番が硬くなるのが三種の特徴なら、頸椎の六、七番が硬くなるのが四種の特徴で、そういう場合の筋肉の緊張の変化で見分けるのが体癖観察としては正しいのです。刺戟に対する偏り反応状態というのが体癖のもとですから、六番の硬いのが、胸椎か頸椎かということで確かめることが正しい。それから重心側の逆側の腸骨が下垂しやすい。また上下型の一種、二種ではお乳は大きくならないのに、三種、四種はお乳が大きくなります。

五種の腰は細くともしっかりしているが、三種は柳腰というような細い胴をしております。太くなって頑丈なのは七種、八種です。九種は細いが強靭です。十種は太い。男なら短期間に体が肥ってくる。

三種の入っている捻れの中には、若い頃上下型のような恰好して、三十、四十から急に捻れ型に化けてくる、そういう三種、四種があります。男の人に多いのです。ちょうど、女の十種が突然肥ってきて、分娩ごとに肥って変型するように、それに似た変化がある。

三種傾向の人は胃袋を酷使します。だから糖尿病にでも、あるいは腎臓病にでもなる。蛋白を出したり糖分を出したりしますが、それで体を毀すことはない。三種の場合にはそれは調節と考えるべきです。三種の人はどこが良くなっても、痛みが止まっても、良くなったと思わない。「まだ、こんなに変だ」と必ず言う。痛い痛いと言っていてその痛みが止まると、止まった痛みは大したことでないように「ちっとも食欲がない」と言うのです。その代わり痛みが残っていても食欲が出てくると「食欲が出てきた。もう大丈夫だ」と自分で決めてしまって、痛くとも痛みにはあんまり心を動かさない。食欲さえ出ればさっと良くなってゆきます。だから三種の場合には一番治りやすいのが丈夫な胃袋であり、そしてその人の感じやすいのがその胃袋の働くことなのですから、当然、消化器の調節から行なうと非常に簡単です。

ところが四種はいくら胃袋を調節しても食欲が起こらない。大脳の緊張を誘導しているような原因、痛みでも心配でも借金でも、御亭主のふくれているのでも、奥さんのぶつぶつ言っているのでも、それが除かれると胃袋が働き出すのです。胃袋が働き出せばその故障はなくなってしまう。だから四種の人が腎臓病であっても、その周りの条件を整えて食欲を増やすようにすると、急速に治ってしまう。

三種の人ならば、まず直接胃袋に働きかけるとさっさと良くなってしまう。三種で食道癌になった人は全く哀れです。食いたくて食えないということはそれは拷問より苦しい。ところが四種の食道癌は三種ほど苦しまない。食道癌だと言われたとか、周りの人が心配したとかいうことに気を使う方が先で、そういう面を除くと、ともかくつかえている食物でも食べるような元気が出てくる。食道癌になると、ちょっと反対の現象を起こしますけれども、食道癌や食道狭窄の場合に食べ物を通す操法の焦点、それは胸椎の四番が落ちているのです。飛び出しているのは整圧すればいいけれども、落ちているのは押せない。ところが落ちている処に指を当てて、それをもっと押し下げるように揺す振ると上がってくるものは、癌であろうと狭窄であろうと、どのような状態にかかわらず通るのです。そこで三種の場合、一度通るとそれを機会に元気になって良くなってしまうのです。

四種の場合は通ってもまた後すぐにへばってきて、また通らなくなるのです。その通ったという喜びが違うということなのですね。その後進行する人もあれば、止まってしまう人もありますけれども、一応それで通るようになる。

三種、四種はお尻の左右に小さい大きいがある。その下がっている方に力が入る。三種の場合には片足を上げると力の安定している方は内側に力が入っています。重心のない方は外に力が入ります。内側に入る方は転ばない。その方が重心側なのです。重心が右にある場合には三種の反応を起こすことがとても多いが、臨時に右になっていることもありますから、やっぱり過敏反応状態が、胸椎か頸椎かを六、七番で確かめるべきです。

三種、四種について、こういう病気は警戒する、しないでいいということをもっと狭い範囲でお話ししたいと思います。例えば癌や疔《ちょう》ができた場合には、三種は警戒しなくてはならない、四種は警戒しないでも大丈夫である。腎臓炎になった時、三種は警戒しなくてはならない。四種も警戒しなくてはならない。七種は警戒しないでいい。三種の中に捻れが入っている子供は風邪をひく前にはしゃぐ。はしゃいで泌尿器の風邪をひくのは皆そういう子供で、呼吸器が悪ければ陰気になってから風邪をひくのに、はしゃいでひく。そういうはしゃいで風邪をひく子供の中に、御馳走を食べると突然脹れることがある。三種的素質があるのです。だから三種捻れというのは突然、浮腫《むく》むことがあるのです。特に水が足りなくて突然腎臓を毀したり、浮腫んだりする場合にはそういう傾向の場合が多いのです。捻れが体の主体になっている人なら、そういう場合でも何もしないで水だけ飲んでいればいいのです。

四種体癖（二種との比較）

二種と四種の区分——二種と四種の消化器異常

四種というのは左偏りで、左右型ですから、体型的な特色からいえば曲線的でなければならないが、四種の濃い人には直線的な傾向が非常に多いのです。よく私と将棋をするNさんという人は、他の人はみんな上下型と見て疑わないのですが、私のように体の動きを知っていると、四種というように見る。何かあるとすぐに胃袋に反応を起こす。何かあるとすぐ食欲がなくなる。風邪をひいたといっても食欲がなくなる。だから体のどこかが毀れたという最初の兆候として、「どうも食欲がない。だから体が妙だ」と、頭でどこが悪いと判らないうちに食欲がなくなる。いや、当人は食欲のなくなったのまで余り意識しない。奥さんが「食べる量がズッと減っている。どこか悪いのではないでしょうか」と言ってくる。そういうように四種の場合には体の変動は、まず消化器に現われる。消化器といっても胃袋に現われる。

ところが二種も、何かあると胃袋に変動を起こす。上下型であるから体も当然直線的です。この協会の株を扱っているW君は株が下がり出すと、初めに顔がやせてくる。

そのうちに胃袋が悪くなって、胃潰瘍状態になってくる。「昨夜は胃が痛んで眠れなかった。病院で調べたら胃潰瘍だから切らなければいけないと言われました」と言う。「なあに、株が上がれば治るよ。もう三日くらい待つんだな」と言ったら、株が高くなったらサッと良くなって、「本当ですネ」とか言っていました。どうせ協会の株ですから、下がっても自分の懐が痛む訳ではないのに一生懸命に心配している。しかし私の方は計算にうといし、九種だから全部なくならないとなくなったとは思わない。「まだ只にはなってないよ。只でなければまだ儲けだ」と言う。ところが彼は時価という人気の料金を数えて、高くなったとか、安くなったとか言って胃袋を痛めている。私にも同じく他人の株である訳だけれども、私の方はなければ直接困る立場なのです。けれども私の胃袋は何でもなく、彼だけ胃袋を痛めている。全くおかしいが、彼の場合には二種傾向といって、頭が緊張すると胃袋のはたらきがストップする。どんなことにでも集注して、その集注の持続が彼の生理的な限度を越えると、すぐ胃袋が痛くなってくるのです。極端なことを言うと、「何故あの子は勉強しないのだろう。試験に落ちてしまうのに」と思ってジーッと集注していると、自分の胃袋が痛くなってくる。ただ心配したり不安になったりしてもそうはならない。心の集注の持続が生理的な許容量を越した時にはいつでも胃袋に変動を起こす。だから材料は何でもよいのです。試験の前に胃が痛くなったとか、ジンマシンを出したとか、虫様突起炎を起こしたとかいうのは、大抵は二種の緊張持続が原因である。

ところが四種の場合には、緊張が持続しても胃袋は痛くならないのです。不安とか、不満とか、あるいは喜怒哀楽とかの、感情の乱れがあると胃袋のはたらきが落ちてくる。これを人にしゃべったりして表現していれば胃は痛くならないが、それを心の中にジッと抑えていると、胃袋が痛くなってくる。

そういう訳で、二種と四種は体型も似ており、胃袋が痛くなるとか、胃酸過多を起こすとかいう面でも非常に似ているが、丁寧に見ていくと、二種の場合には意識的な心、理性といったらよいか、そういうものによって支配される心の集注の持続が故障を起こすもとになっているし、四種の場合には隠れている感情の乱れというものがもとになっているのです。二種には感情の乱れというようなものは、あってもなくても体には影響がないが、四種の場合にはそれが主体になる。ともかく私が分類してきた体癖の中では、二種と四種の区分が一番難しいのです。

二種と四種の感情

さらに細かに観察すると、二種の感情というのは、「これこれこうだから我慢しろ」「これこれこうだからあんなの好きになってもつまらないぞ」と言うと、あっさりあきらめる。この間も二種の人が、どうしてもある人と結婚したいと、家中の人が反対するのを押し切って結婚するという勢いを見せていた。それで親がどうしても止めてくれと言って私に頼みに来たので、私はその人に尋ねました。「身許は確かめたのかね」と。すると「身許など確かめなくとも、彼女なら絶対によい」と言う。「例えば親類に、付き合いかねる人がいるとか、また健康のことであっても、当人さえ丈夫であったらよいというものでもない。隔世遺伝するような病気で当人が何でもなくても、後で困ることがあるから、一回身許を調べたらどうかな」と言ったら、提案してから一週間たってその人が来て、「あれは、やめました」とケロッとしているのです。「どうしてやめたのだ」と訊いたら、「外国国籍なのです」と言う。「国籍がどうだって、その女ならよいと、この間言ったばかりだったがな」と言うと、「ええ、あの時はそう思いました」と言う。それなら多少は未練があるだろうと思ったが、それから一年たつが、その人のことを一言も言わない。それかといって他に相手がある訳でもないのに、思い出しもしない。まことに見事な感情の処理なのです。そこで私は、彼には感情があるのかなと思った。その後いろいろな感情のテストをしてみると、色盲と同じようなものではないだろうかと思うようになり、同系統の人を調べてみると、共通しているのが感情の色盲状態なのです。

ところが四種の人は似てはいるが、行動の一番最後に何かの感情の塊りがある。この間、何かの模様のあるお皿を見ると、吐き気がして食欲がなくなると言う女の人がありました。それでいろいろ話しているうちに相手の中にあるものを拾い出したのですが、娘時代にお母さんが猫を飼っていて、ある時その猫が、その模様のある自分のお皿を舐めていた。お母さんは猫だから自分の家族のつもりで、そのお皿をとってひょっとお菓子を載せて娘にやった。猫好きのお母さんにとっては一視同仁という訳で、お母さんは猫の舐めたお皿に御菜をよそって平気で食べているが、その娘はそれを汚いと思いながらも言えない。それなら自分でお皿を洗ってしまえばよいが、お皿は洗っても、汚いと思った心は洗えない。そうしてそのお母さんが亡くなってしまってからも、その心は洗えないまま続いて、その模様のお皿を見ると吐き気がし、食欲がなくなってしまう。そこでみんなが蟯虫がいるのだろうとか、胃潰瘍だろうとかいうようになったのですが、頭の中の潜在感情をちょっと掃除したら、それっきり治ってしまった。そういう汚いというちょっとした感情の塊り、あるいはくやしいとかいう何らかの感情が固まると、すぐ胃袋が悪くなってくる。

だから胃病患者をみる場合には、何かに心がひっかかって、そこから考えが離れられなくなっているものがあるのではないかとみる場合と、抑えた感情の古くなったものがどこかにあるのではないかとみる場合との二つがある。四種傾向というのは感情の色盲どころではなくて、感情の密度が非常に濃い。しかしそれが全体に及ぶのではなく、ある部分の感情だけが非常に細かくて、それがそのまま固まって残っている。ですから十年前のくやしさが急にムラムラと起こるなどという中には、そういう四種的な要素がある訳です。

四種体癖の感情分析

そういうように、四種は古い嫌な感情はずーっともっているのに、その集注力はどうかというと、非常に少なく、特に感情の持続ができない。くやしいと思っても、九種のように寝ても醒めてもくやしいと思えない。その時思っただけで後は忘れてしまって、今くやしいと言ったばかりの人にまたニコニコ話をする。だから感情がないのかと思うと、そのくやしいという何かの一点だけはずーっとあって、それが自分の体を毀していて、その特徴を見て行くと、おかしくて笑っても、他の人がまだ笑っているうちに、何で笑っているのかちょっと判らなくなるというような傾向がある。そのくせ感情の起こりは速い。小さなことでくやしかったり、悲しかったり、癪に障ったりする。だからその人の頭の中は始終さざ波が立っているような状態であって、怒ったと思ったら忘れてしまう、悲しくなったと思ったら忘れてしまう、一つのものがずーっと続いていない。私から言うと、感情の呼吸が浅いという状態である。だから人によっては、何事も気にしないで仏のようだとか、全く温和しい、穏やかな人だというような言葉で形容されるが、穏やかだと思ってその心の中を探ってみると、穏やかどころではない。あちらにもこちらにも、消化し切っていない感情の塊りがくっついている。くっついているけれども表に出るほどの力はない。心の中にそのまま残って体を悪くしている。感情の掃除が悪いと言ったらよいか、同化力が弱いと言ったらよいか、全部自分のものとして消化してしまわないで、その時の嫌な印象とか、ある人への悪い感情だけがポッンとそこに置いてある。そういう状態が不断に続いているのが四種という体癖であります。

ですから「こうしたらよいのじゃないか」と言うと、「はい」と言ってそうするが、それでいて不平があるのです。「はい」と言ってやりながら、「そう言われたから、そうしたのです」という不平がある。それでいて自分だけではやらないのです。四種の人が相談に来て、「どちらにしましょうか」と言ったら、どちらがよいと言っても駄目なのです。どちらがよいかと訊いても、その人には初めから決めているものがある。

決めているものは相談しないのです。だからどちらがよいと答えても、違うことになるのです。「両方駄目、あなたの想っているのを出しなさい」と言うと、オズオズ出してくる。そういう表現の仕方をして、毒にも薬にもならないことは麗々しく人に相談したり、批判を求めたりする。本当のものは自分でしまってある。本当のものも、本当かどうかは判らないが、しまっているものがある。

一昨日の晩来ていた四種の人は、三枚写真を持って来て、「どれがよいでしょうか」と言う。私はそれを見て、「みんな合う、三人一緒に結婚したらどうか。ちょうどこの三人をまとめたような人があなたに合う」と言ったら、「じゃあ、これでしょうか」と言って別のを出したから、「ああそれなら合う」と言ったら、「私はそれにしようと思って、もう二年くらい前から迷っている」と言っていたが、きっとそれに定めようと思って、また迷っていると思う。そういうように歯切れが悪い上に、自分の意見を言わず、毒にも薬にもならないことは人に相談して、「はあ、全くその通りでございます」と言うが、そのまま何もしないで「これは駄目だ、これはよい」と言われたことだけを憶え、自分では考えないで、また心の中でゴタゴタやっているというのが、四種的な特徴とでもいったらよいのでしょうか。世間からは穏やかな人だとか、温和《おとな》しい人だとか、自分を出さない人だとかいうように言われるけれど、自分を出せない人というように言った方が本当である。感情を余り抑えてしまっているために、時に感情がないのではないだろうかと思うが、自分の感情はハッキリあるし、その感情の小さな塊りが自分の体を痛めている場合が非常に多い。

四種の感情抑制と病気

心悸亢進だと言っている人も、心の中にある感情の塊りをとったらすぐ治った人がありました。感情の塊りをとるというのはおかしいが、私には割に簡単なのです。

あるお婆さんなのですが、お婿さんをとても頼りにしていたのが、お婿さんが亡くなってしまった。日頃亭主よりはお婿さんを大事にしてはならないと思いつめていたのでしょう、お婿さんの亡くなった日から体が悪くなった。何かお婿さんの気に染まなかったことを思い出すと、ドカッと体が悪くなる。今月亭主が亡くなったのですが、御亭主が亡くなっても少しも体に影響がなく、お婿さんのことだと影響がある。そうして太陽叢*8に塊りができて、しょっちゅう心悸亢進を起こす。それで太陽叢の塊りを感情の塊りと呼んでいる訳ですけれども、そういう塊りのできるお婆さんなのです。それで肋骨の右下を押さえて、「こちらは御主人の方の塊り」、左下を押さえて、「こちらはお婿さんの方の塊り」、そうして「どちらかが、鳩尾《みぞおち》に近い方に寄ると心悸亢進を起こす。心悸亢進を起こした時にどちらの塊りで起こしたか調べてごらんなさい」と言ったのですが、お婿さんの分の塊りでばかり心悸亢進を起こすと言っておりました。本当はお婿さんの塊りとか、御主人の塊りとかある訳ではないのだけれども、そういうものをあるが如くに命名し、錯覚させて心悸亢進が治ってしまうように誘導したのであります。そうすると、二つある塊りの、左の塊りを押さえると止まる。右を押さえるとひどくなる。そういうように心悸亢進というのは、性欲の頭へ転換する現象であります。八十幾つのお婆さんがそういう現象を起こすというのはとてもおかしいけれども、事実である。もちろんそういう塊りは空想です。そのお婆さんの空想の中に作った塊りを押さえさせるとそうなる。

四種はそういう感情を抑えるような感情の使い方が非常に巧妙で、何も感情のない如く、好き嫌いのない如く、誰にでも同じように穏やかに接触しながら、心の中は不平、不満の連続、不安の連続なのです。

四種のマゾヒズム的傾向

みんなに親切にされているお婆さんがありました。癌で、大阪でもう死ぬと言うのを、ともかく東京へ出て来て、二年くらい道場に来ている訳ですが、まだ死なない。

知っている人達は、弁当を作ってやったり、お菓子を買ってやったりして、みんなでいたわっております。ところがそのお婆さんがこの間私のところへ来て、「全くこの世に生きているのは地獄のような苦しみだ」と言うから、「地獄にこんな親切な人達がいますか。こんな親切な人達に囲まれて、地獄などと思っているその心がきっと地獄なのだろう。怪しからん」と言って怒ったのですが、叱られると急に楽になるのです。「ともかく地獄だなどと言うのなら本当にあの世に行った方がよい。みんなあなたを楽に生かしたいと思って努力しているのに、それを無視するなら早く行った方がよい。僕もそんな人を操法するのは嫌になる。すぐ死になさい。そんな馬鹿な女を相手にしているのかと思うと時間が惜しい。お帰りなさい」と言ったのですが、叱られてスーッとして気分が良くなったとか、翌日元気になってきましたが、そんなに叱られてスーッとするのは何だろうか。始終心の中でゴタゴタしているのは四種的な不満、不安状態なのですが、叱られるというのは一つのエネルギーの消耗です。若い人が性欲を解消するには効果があるのです。そこで私はそのお婆さんがよく亭主の悪口を言って「二度と顔を合わせるのは嫌だ」と言っていたことと睨み合わせて、体の中に亭主を求むるものが生きているとみて、今度は亭主を東京へ呼ぶことにしました。その人は「亭主を見たらすぐに首をくくる」とか、「とっついて殺す」とかいうようなすごい剣幕でしたから、多分何かあるのでしょうが、見物するには面白い。そういう訳で、亭主を呼べと周りの人に相談したら、「もしそんなことをして怒ってポックリ死んだら困る」と言う。「怒って良くなる。もう治すのはそれより他にないのではないだろうか」と言ったのですが、多分そうなると思う。

四種の感受性というのは受け身であると同時に、そういうマゾヒズム的な動きをどこかで要求しているものがある。ともかく感情のうしろにある性欲というものを見る場合には、それがどういう方向に流れているかということを見なくてはならないが、怒鳴られたらスーッとしたというようなマゾヒズム的な感情は四種にいつでも共通しており、積極的に他を責めるような感情は起こらないのに、痛めつけられたり、押さえつけられると快感がある。そうして他人の感情も他人の感情のまま、自分の感情として消化しないで心にとどめておいて、何かの時に一緒に燃える。だからそういう機会に、何らかのことで一緒に燃やしてしまえば丈夫になる。

ともかくそういう点、四種は二種とは違って感情がないとはいえない。しかしノーマルではない。自分の感情もあれば人の感情もある。それも生《なま》のままで置いてあるだけである。そうして発すべき感情は出せない。発さなくともいいような、人の感情の代理はやれる。あちらとこちらと、どちらが良いかというのは他人が見るのです。良いとか悪いとか、偉いとか偉くないとかいうのは自分で言うべきではなく、他人が見て感じる問題である。他人が見て感じるような問題に対して、自分で良い悪いを決める。おかしいけれど、そういうような面から感情を動かして行く。そうして本来の、自分の体の中から生まれてくるような怒りも、悲しみもない。「こういう時には烈火の如く怒るべきだ」ということを憶えていると、烈火の如く怒るのだけれど、本当は怒っていないのです。体で怒ってこないのです。四種というのはそういう点で色盲状態ではないが、感情が絶えず受け身に働いている。人に責めて貰いたいが、人が責めてくれないと自分で自分を責める。人が責めると普通なら「何を」と反撥するのに、感情が却ってやわらいでいくような特殊な変化をする。そういう感情の動き方をするのです。

四種が旨いという食べ物

四種の特徴は左の肩が上がることです。だから食べ物が少しも旨くない。旨くないというよりは、食べ物の味が判らない。「こういうものが旨いんだ」と人に言われると、そういうものを旨いと言うのです。「三杯食べられれば丈夫になる」と言われれば、三杯食べると丈夫になるのです。けれども「丈夫になる」と言われるからそう思うのであって、自分からこれで体に元気が出てきたという感じはない。ある四種の人は私に「京都へ行ったらこれが旨いから食え」と言う。帰るとどうだったかと聞くのです。そこで行ってみると、どこへ行っても同じ味なのです。「こういうものが旨いのだ」と誰かから習ったのを、片端から旨い店だと言って私に紹介している。けれどもそういう味が本当に旨いのだろうか。

　旨いという要素は、自分の体がその食べ物を要求しているということなのです。新聞社の社長が戦争前のことですが、徳本峠《とくごうとうげ》を越えて上高地に入る時、徳本の茶屋で食った握り飯がとてもおいしかった。そのおいしさが忘れられず、どこへ行っても握り飯を作らせていたが、どれも旨くない。そういう話を私が聞いたので、「それは自動車に乗って料理屋を探しても駄目だ。ここ（下落合）から浅草まで歩いて、そして隅田川を渡って左から二軒目にある握り飯屋に入って食べなさい」と言ったのですが、どうせ歩きはすまいと思っていたら、翌日、「あれは案外いけますな」と言うのです。「どうしたのか」と訊いたら、本当に歩いて行って食べたのだそうです。そんなことならもっと遠くを言えばよかったのですが、お腹の空いたのを我慢して歩いて、辿りついたから旨かったのです。汗をかいたからその塩も旨かったのです。自動車に乗って行ったら、徳本のお婆さんの握り飯だって旨くないに決まっている。旨いというのは、そういう体の要求によるもので、食べ物にあるのではないと、私はそう思っております。

だから「こういうものが旨い」などという人がいるとおかしいと思う。そういうものが旨く感じた時があるというのなら判るが、四種の人はちゃんと断定するのです。鯛の眼肉が旨いという人があるが、「こういうものが旨い」と人が言うと、そういうものが旨いと考え、旨いと決めて食べる。旨いと決めて食べるところは二種も同じなのですが、二種は「旨いとはこういうものか」と思って食べる。四種は旨いとはどういうものか判らないけれど、感情が漠然と動いてしまって旨く感じてしまうのです。

体運動習性――二種と四種の違い

二種と四種の差はつけにくいのですが、小さなところで違う。そうして小さなところで違うのが、丁寧に見て行くと、全然別個な体、全然別個な感受性によるものだということが判るのです。

それも触ってみれば簡単なのです。何か面倒なことがあると、二種は首が硬くなり、四種は鳩尾《みぞおち》が硬くなる。だから株で損をしたという時なら、二種は顔が逆三角になってしまって、首が硬くなってくる。緊張するほど頬がこけて首が硬くなってくる。ところが四種は同じくキュウリのような顔になるが、損をしたといっても首は何ともなく、鳩尾の方が硬くなってくる。何かくやしいことがあっても、体が疲れても、心配だといっても、株が落ちたといっても、鳩尾が硬くなる。姑が嫌な顔をしたといっても鳩尾が硬くなる。だから触ってみれば首か鳩尾かですぐ判るのに、動作で見ようとしたり、体量配分表の数字だけで見ようとすると非常に難しい。しかし変化する場処が違うならば配分表でも判るはずなのです。首が緊張すれば体量配分では前が重くなってくる。鳩尾が硬くなれば後の外側が重くなってくる。それを注意して見るようにすれば必ず判るはずなのです。しかし触らないで、外側からだけ見て区分するのは難しい。また、何事もない時に、配分表で区分しようとしたら、すこぶる難しい。それほど体型的な類似はあるのに、感受性の面ではハッキリ相違しているのです。これが二種と四種の比較であります。

前後型　五種、六種体癖

五種体癖

五種体癖の運動特性

五種というのは考える前にまず行動してしまう。いや、行動してしまわないと判らない。行動しないと頭が働かない、そういう特色がある。また五種の体型の特色は逆三角形であり、肩に力が入っている。何か緊張すると肩に力が入る。そしてラジオをかけたり、テレビを見たり、人とガヤガヤしていると頭がよく働く。一人でポツンとしていると眠ってしまう。

先ほど、伊藤さんが、上京のお土産にゆで卵を持って来てくれたのですが、食事をした直後だったので、食べないで回していたら、だんだん立ってくるのです。重心のある方がまず外側に行き、次第にそれが上に移って立つのです。つまり回り出すと、重心が上の方に移って立つ。そのことから逆三角形の体型の人の行動特性を考えてみました。何か緊張すると、まず行動して、こまが回るように回り出す。それに伴って頭が働き、形が整ってくるのではないかと。五種の体型の人が、肩に力が入って行動的だというのは、物理的にも合理性があるなと思いました。卵を見ると以前は曲線が見えて、三種のことを考えたのですが、回してみたら五種の体型が連想される。五種というのはそういう物理的な特性からいっても、行動する傾向がある訳であります。

そこで、五種の特徴はまず行動するということ。いや、行動しないと考えられない。だから上下型のようにじっと静かに考えない。何かソワソワ、ザワザワしている。何かガヤガヤしている。五種の人が集まると、そういう傾向がかなりハッキリします。

一言しゃべれば済むのに、千言万句しゃべってしまう。そうしてなおそれだけでは済まなくて、行動しなくてはおさまらない。ですから五種が何人か集まると、すぐワイワイという騒ぎになってくる。捻れ型の人が一人いると、何か重圧感を周りの人が感じ出すのですけれど、五種の人達はそういう重圧感は全然与えない。極めて軽快に動いていく。

ロダンの作った彫刻を観ますと、その大部分は、重心を前に移しており、しかも次の均衡に至ろうとするための力の配分、動作になる前の形を描き出しております。そうして、見事だと思うものはみんな五種体型のものである。余りうまくいっていないと思うものは捻れ型である。バルザックの裸像などは、人は褒めるだろうが私から観ると、彼の七種的な特徴がない。しかし五種傾向のものはみんな非常にその軽さが出ている。七種のモデルにまで軽さが出ているのではいけないと思うのですが、ロダンの彫刻を観ていると、五種的な傾向がとても濃い。

「考える人」などは五種の考える体勢である。足の内側の拇指《ぼし》に力が入っている。こういう行動的な体勢でないと五種は考えられないのです。上下型の人が考える時には、口を開けて天井を見ている。腕組みして下を向いている時はガッカリして何も考えていない。ところが三種の人が考える時は、何かを齧ったり、何かをビリビリ破ったりしている。紙を持たせて三種の人に話をさせると、片端からちぎってしまいます。ロダンの「考える人」のようにして考えるのは、五種の人の考え方なのです。ですからロダンの彫刻を観ますと、五種的な特徴が非常に強く現われておりますが、ともかくその動きには軽快さがあるということです。

体量配分に現われる前屈傾向の特徴

ところがこういう姿勢が習慣になって、しょっちゅう前屈してしまう人があります。人と話をしていても、グッと下から人を見上げるようにするから半白眼になる。下に白眼を出す人がいたら、たとえ胸を張っているように見えても、前屈習性があると見做してほぼ間違いない。そしてそういう人は、何かあるとウンウンと肯《うなず》くのですが、もっと前屈のひどい人になると、肯く代りに「ヨーッ」と反り返るのが挨拶になるのです。当人はお辞儀をしているつもりなんでしょうが、お辞儀をすると、前屈の上にもう一つ前屈が重なるので前につんのめりそうになる、それで前屈しようとする心が働くと同時に、速かに平衡運動で反り返ってしまうのです。

このことは体量配分にも現われていて、配分計の上でお辞儀をしてもらうと、他の体癖の人は皆、前が重くなるのに、前屈傾向のある人だけは途端に後が重くなる。前にお辞儀をしたのに後が重くなるというのは妙な現象ですが、それは、前へお辞儀をしているのでなく、お尻を後につき出しているだけなのです。実のところ、お尻を後につき出さない限り後が重くなるはずがない。そういうのが前屈傾向の人のお辞儀の仕方です。

体量配分計の上では、ごく僅かな前屈傾向があっても後が重くなって現われます。「ヨーッ」とお辞儀をするような時はもちろんのことですが、前屈傾向があると、ちょっと頭を下げるのでも不安で、サッとお尻を後ろに出してしまうから、体量配分では踵に力が入ってしまうのです。前と後との二個の秤の上に乗せてお辞儀をさせてみると、そのことが一層明瞭になる。

手を上げてもそうなのです。前屈傾向の人が手を上げると、荷重はもっと前へ行ってしまう。普通は挙上動作では後が重くなるのです。ところが前屈している人は上げる度合が大きい、すなわち手が頭より後へ行くほどに前が重くなってくるという特徴がある。

腰が疲れると肩や腕に力が入る

その前屈傾向の人の特有の行動特性は、普段の生活でも至る処に現われているので、注意して観ていると、前屈というのはすぐ判る。

ただ一概に前屈といってもいろいろあるので、その見究めには注意を要する。心配したり、憂鬱になったり、頭が緊張したり、警戒したりという前屈は、頸から上が前屈しているのです。ところが体量配分のお辞儀姿勢で後が重くなり、挙上動作で前が重くなるような前屈と、老衰や疲労が原因の前屈は、腰から曲がってくるのです。つまり、頸の前屈の場合の多くは頭の中だけの前屈現象ですが、過度の疲労、あるいは老衰のような肉体的な原因による前屈は腰が曲がってくる。

ところが普段前屈している人達ほど、後へ反りたい要求があるらしい。これは体の自然の調節作用からすれば当然ですが、ただ、そういうことをしても前屈している体の癖はまぬがれ得ないので、肩を後に反らせるということをやる。それで普段の動作では絶えず肩に力が入っている。ところが肩に力を入れる気力も抜けてしまって、本当に疲れてくると、肩へも力が入らない。ゴルフをやっていても、疲れてくると、まず肩へ力を入れ、もっと疲れてくると腕に力を入れるようになる。だから肩とか腕とかでスイングしている人は皆、腰がくたびれてきているのです。特に前屈習性があるとは思えない人でも、年を取ると皆、腕に力を入れてやるようになる。腰に力がなくなるからです。

ゴルフというのは胸椎十番から下で捻るスポーツですから、胸椎三番、四番辺りに力が入る訳がない。訳がないのにゴルフ帰りには必ずそこに緊張が残っている人達がある。「強く握り過ぎましたな」と言うと、それを認めていましたが、強く握らなくてはできない原因としては、単に下手だというのでなければ、腰の疲れによる場合がほとんどです。だから腰が疲れるようになったらゴルフをやるのは無理なのです。その人達は、自分では今日は何ホール回ったなどと威張っているが、それは無理して回ったただけのことで、上手になった訳ではない。まだ力が腕に行かないうちにやめれば気持ちが良いのに、腕に力が入るまで頑張ってしまうから、やる度に下手になっている。胸椎三番、四番は腕の神経のもとですから、そこに余分な緊張が残っているゴルフ帰りは、下手か、無理をしたかのどちらかで、つまり疲労した状態と見てよい。

気張り・気取り・不安・憂鬱・心痛・煩悶との戦い

そのように、疲労したのを尚も頑張ろうとする時には、いつでもまず肩に力が入る。ところが肩に力を入れるとか、腕に力を入れるのが習慣になっている人がいるのです。そういうのが前屈体勢の人達なのですが、そういう人は普段の生活の中でも気張りが多いし、人が見ていると途端に気取ってしまって、気前よく見せたりするのですが、そういうのも前屈の特徴です。計算のできる良い頭を持っているのに、それを無理して気張って、ついおごってしまうなどというのは、肩に余分に力を入れる習性の人の心理現象であるといってよいと思うのです。

よく五種には冒険の本能があるというのですが、それも、自分の警戒の習性、心配の習性、不安の習性に対して戦いを挑んでいるのです。敢えて危険を冒して、自分はそういう危険を克服できるのだということを認識しないと不安なのです。自分の不安を不安として見ていられない、できないことをできないこととして見ていられない、そこで敢えて、危険と知りつつも冒険をする。いや、しないではいられないという、何かそういう行動習性があるために、前屈の人には突発的な緊張とでもいうようなものがある。体は硬張《こわば》っているのに急に元気が出てきたり、警戒しているのに却って強くなるとかいうことがある。それで余計に肩の力が抜けなくなるということがあるのです。オイ、コラ！　と怒鳴ったりするのは五種か捻れのどちらかですが、そのうちでも〝肩で風を切るような〟という人がいたら、五種と見て間違いない。

ところが肩の力が抜けて、体力も失せてくると、今度は心の中だけで、気力で不安を克服するようなことを考えたり、言ったりし始めるのです。何か不安を克服しようと努力をするけれども体には力がない、それでやたらと気張ってしまうという傾向が続く訳です。五種や六種の人の最後は真に勇ましいものがあるのも、自分の気持ちの中にある不安、心痛、煩悶といったものと戦っているだけだといえなくもない。五種に特有な積極的な行動力というのも、裏を返せば、絶え間ない不安を乗り切るための行動だということができると思うのです。やたらと気張り、人に威張り散らすのも、他人に対してそうしているのでなくて、自分の気持ちの中にある不安に対して、ここまでは大丈夫だという確かめをやっているのです。

だから五種の老人の病気には、観ていると、とてもおかしいのがあって、年を取ると、何だか命を惜しんでいるように見られるような気がするのか、軽い病気になれないのです。「もう死ぬ」などと言われると安心して病気になっているのに、それを言われないと不安でしようがなくて、絶えず死にそうなことを言うのです。そうしていないと、生きているのに気兼ねがあり、何か不安に襲われるので、「死にそうだ、死にそうだ」と言わないと安心していられない。そこでいろいろな重い病気をやっては、もう死ぬようなつもりになっているのです。

前屈みの癖のある人の気の動かし方にはそういう特性があるので、体が弱ってくると、心の中でそういう気取りを続けるのです。それでいよいよくたびれると、その気張りの度合がもっと強くなるという悪循環が行なわれることになる。元気な時は何でもないのに、自分が疲れてきたり、窮地に追い込まれたりすると、他人を庇うどころではない、つい自分を庇うことを第一にしてしまうという心の動き方をするのです。

だから前屈した人には、時々サッと裏切られることがある。土壇場へ来るとサッと自分だけを庇ってしまうということはよくあるけれども、それはそういう前屈する習性に伴う心理現象なのだから、別段、唐突でも何でもないのです。それが自然なのです。その人が特別悪い人でも何でもなく、ただ体勢に伴う心理的習性に従ってそうしてしまうだけで、それも、無意識にやっていることなのです。

腰椎五番と一番の転換——五種と六種

背骨の動きの面から観察すると、五種以外の人は肩を自分の力で無意識に上げているうちは腰椎一番の椎骨に力がかかっている。このことは、肩を上げると腰椎一番が飛び出してくることで判るのですが、五種は肩に力が入ると、腰椎五番の椎骨に力がかかってくる。だから腰でいうと、その力が一番にあるか、五番にあるかということで、五種が見分けられるし、その人のもっている力の状態と同時に心の状態、憂鬱とか不安とかに対抗する力が、その人の中でどのくらい働いているかということが判るのです。

五番が飛び出してくると、肩は後ろへ行ってしまい、首が前へ出てくる。よくある呼吸器病型という体型は、肩へ力が入って抜けないで、おまけに首まで力が入って前へ出ているのですが、それは六種という前屈的な傾向を示しているといえます。

腰椎一番の力がなくなると、相撲をとるにしても手ばかり先へ行って、足がついてゆかないのです。それでなくとも前屈の人は、前へ屈もうとすると無意識に踵に力が入るのだから、攻撃する場合には自分から前にひっくり返るつもりで行くより他ない。ところがちょっとでも五番に力がかかってくると、手を前へやろうとするほど、足が後へ行ってしまう。そんな恰好で攻撃するのだから、ちょっと年を取ったり、くたびれたり、腰が捻れたりということだけで、今まで強かった人がバタバタと弱くなる。

相撲だけでなく、普通の人の生活にもやはりこういう腰の力の現われがあります。一応、五番に力のある前屈み状態を五種、五番に弾力のない前屈み状態を六種と分けているのですが、いろいろな呼吸器系の病気になっても、五番の弾力がなくなると治りにくいのです。呼吸が苦しいような時にはたいてい五番が飛び出しているのですが、そういう時、腰椎四番の両側を整圧すると五番が弛んで引っ込んできます。そうすると急速に呼吸が楽になる。そこで四番の四側（指四本外側の処）を呼吸活点といって、呼吸困難の場合はそこを操法することになっています。その操法をすると、呼吸が急速に楽になると共に、五番の緊張が一番に移ります。

腰椎一番に移ると面白いことには、俄然元気になり、強いことを言い出すのです。けれどもその強がりは、今まで弱かったことの調整と見るべきで、「今まで弱っていたくせに急に威張って……」などと腹を立てるのは体癖観察が不充分な人達です。楽になると、前屈の人ならすぐに、「そんなに手伝って貰わなくても大丈夫、俺の力でやっていける」などと言い出すに決まっているのですが、そう言っていながら急に弱くなったりする。それで助けて貰えると決まると、また急に強くなって「そんなに親切にしてくれなくてもよかったのだ、俺は俺の力を試してみたいのだ」というようなことを口にする。けれどもそれが本音かというと、当人でもその判断はついていない。そういう気になってしまうから言うけれども本音ではない。腰椎一番の力を五番にもってゆけば、またすぐに萎縮して、もっと不安になる。要するに前屈して、五番が行動の起点になるような体の構造では、たとえ計算がキチンとできても、困難を克服するのは不可能なのです。

五種の特徴は、頭の中では絶えず計算が綿密にでき、最後に弱った時でも理性がハッキリしているということです。それで絶えず自分の理性を対象に頑張るのです。七種の人が死にそうになる時には意識は朦朧としてきますが、五種や六種の人は、最後まで頭脳明晰なのです。もう息絶え絶えとなっても、訊いたことの答えは必ず確かなのです。そこだけは最後まで毀れない、というのが前屈の人の特徴ですが、要するに腰椎五番の弾力と、五番、一番の緊張の移り具合が根底にある。

腰椎五番の緊張は萎縮状態として感じられますが、腰椎一番の緊張は、同じ緊張でも萎縮ではなく、弾力のある状態として感じられます。ですからこの緊張が一番にあるか、五番にあるかということの見究めは、触って弾力があるか、ないかということから観なくてはならない。ただあくまでもこれは原則的なものですから、中には、一番が緊張していても、そこに萎縮が起こっている場合もある。そういう人は弁慶の立往生みたいに肩の力が抜けないで硬張ったまま腰がくたびれている。腰の力は抜けているのに肩の力が抜けない。喘息とか、痛風のような病気をやっている老人の中にはそういうのがよくある。そして肩の力が抜けないことが迷走神経の緊張を誘導して、胃酸過多とか、胃潰瘍とか、糖尿病とかの病気になるという率も高い。

五、六種と呼吸系

五種は、呼吸器が強く働いて、丈夫な体であることが多いが、六種は、体の疲労がすぐに呼吸そのものに反映して、ハーハーハーハーと、息切れするようになる。だから息が続かなくなるような疲労の現われ方は、皆六種だということができる。六種以外の人では、疲労してもそうはならなくて、体の力が抜けてしまうとか、食欲がなくなるとか、眠くなってしまうとか、何とはなしに気が入らなくなってしまうというような現われ方をする。だからそんなに疲れるはずでないことにハーハーやっていたら、この人は六種傾向があるのではないかと見るべきです。

ともかく前屈傾向の体をしている人の腰椎一番に弾力がなくて、緊張しっ放しになっているような場合には、呼吸器が余分に働き出した異常状態と見る。喘息を始めとして、結核でも肺炎でも皆、肩の力が抜けないで、腰椎一番の弾力がなく硬直している状態で始まっていますが、もうそうなる頃には五番に力が移ってきて、肩の力がほとんど抜け切ってしまって、頸が前へ出たような体勢になる。肩の力は抜けているのに、体の上では硬直して、自由に力が入らないという状態です。

前屈型いろいろ

三種も食べるが、前屈みの人も食べる。だから食べるということだけではその区別がつかないかもしれないが、前屈する恰好が違うのです。背中の真中が前屈みして丸くなっているのは左右偏りの丸くなり方で、同じ前屈していても、これは前屈の中には入れない。また頸が前屈するのは上下的な傾向、あるいは前屈型の腰の硬張り状態ですが、これはむしろ上下型というべきです。本物の前屈は腰から曲がっている。

頸が前屈すると、頭の中で絶えず警戒して右顧左眄《うこさべん》する。この間も上下型のある人が、「『月刊全生』をあけたら最後、俺の悪口ばかり書いてある」と言うから、私は

「そんなことは書いてないが……」と言ったのですが、上下型の人は皆、人の顔ばかり見て、言いたいことも言えない、頭の中で運動会を開いて自分でくたびれて一人相撲をしているのです。「迷い迷って決断できず、千慮千惑する」などと言うのも上下型の習性なのです。その人はまだ私に抗議していたから「それを口に出すだけ、上下型にしては傑作ではないですか」と言ったのです。

腰の前屈しているのは全部前後型であって、前屈みの習性があるとしているのはそういうのを意味します。これは行動型なのです。頸の前屈は観念型、背中の前屈は感情型なのです。前後型が行動する時に前屈するのは積極的になる時です。けれどもどういう時に前屈するかというと、勝とうと思ってではない、負けるかもしれないと思って前屈するのでもない、ある不安と闘っている、そういう行動の現われと見るべきであって、五種という前屈み体癖から不安というものを除いたら、行動力はなくなってしまうのです。

だから前屈の人を安閑とした地位に置いたら全く無能無力になってしまう。多少の不安や心痛や煩悶の種を育てておくと元気よくやっている。気力が続かなくなりそうになったら、「それは少し卑屈な態度だ」「受身な態度だ」「萎縮しているぞ」「臆病になっているからだ」というような言葉をちょっと洩らすと、それを聞くが早いか、そうでないと思おうとして、何倍の力でも出すのです。

万事に現代的

五種の体型は、手足が長く、胴が短い活動型です。スポーツの選手の大部分が五種です。俳優もそうです。だから私は「合理的に計算もできれば行動もできる、考えることもできれば実行することもできる理想的な現代人だ」と紹介してきたのですが、現代人の特徴も、裏返せば、絶え間ない不安、決してつきない煩悶、いつまでも続く憂鬱によるものなのです。ベートーベンのように怒る時は怒り、泣く時はワッと泣いていたのでは現代人にはなれない。同じ時代の作曲家でもベルリオーズなどは、現代音楽の中に入っても少しもおかしくないのに、ベートーベンだけは、演奏家が一生懸命工夫しても、だんだん古くなって、クラシックの中でも最もクラシックで、ブラームスなどでも尚、現代に生きられるものをもっている。モーツアルトでもバッハでも現代風にアレンジしても尚面白いのに、何故ベートーベンだけがそういかないかというと、憂鬱に裏付けされていない、煩悶によって行動が喚び起こされていない、ワッと泣いて済ましている、何でも嬉しいと悲しいとで割り切ってしまっているのが、現代人にとっては単純過ぎるところがあるのです。

ともかく五種は現代的センスに満ちているといってもいい。五種の感覚の中には絶え間ない現代的なセンスやアイディアがあるが、絶え間ない何物かは、必ず計算によって裏付けされている。計算を度外視した人情などというものは五種的でない。不安があれば人のことなど構っていられない、宣伝も自分の儲けのためでなければやらない、役に立たないことは宣伝しないというように、そこには必ず計算があり、不安があり、それを克服する強さがあるが、そういうものをひっくるめたものが五種の人の行動習性なのです。

体勢に伴う行動特性からは逃れられない

あるお嫁さんが御亭主に「こうしろ、ああしろ」と言われてその通りにやったら、それがお姑さんの気に入らなくて、お姑さんがお嫁さんを叱ったのだそうです。亭主が聞いていたのだから、「俺が言いつけてやらせたのだ」と言えば済むものを、それを言わないで、「彼女が勝手にやったのだ」と言って、サッと逃げてしまった。それでお嫁さんはカンカンに怒って実家に帰ってしまったということがありました。

「どちらが正当か」と訊かれたので「怒る方が正当だ」と答えたのですが、けれども「御亭主にはそういう前屈みの習性があるのだから、今後ともそういうことがたくさんあるだろうが、それを承知できなければ帰るべきでない」と言ったら帰りましたから、きっと承知したのでしょう。「帰りなさんな」と言われたら急に帰りたくなってくる、そういう体癖の人だった。

そのように五種には嫌な感じもありますが、しかし体癖は生まれつきのものですから、それから逃れようとしても逃れられないのです。人間の行動にもいろいろあって、反射的に、無意識にそうやる行動の特性があるのだということを、まず心得て人間を観ないと、間違うことがある。

この間、自動車を見せにきたセールスマンがおりました。「どうかね、これは」と下を覗き込んだ。そうやって見たってバンパーの下まで見えやしないのに、「ブレーキは只今調整したばかりで……」と言う。「それまで効かなかったのか」「少し甘かったものですから」「使わないうちにどうして甘くなるのか」「これこれこういう構造で……」などと、言わなくてもいいことまで言ってしまうから、「そんなのにはおっかなくて乗れないな」ということになってしまったのですが、覗いたらサッと急に不安を感じてサーッとしゃべってしまうというのは五種的な反応ですね。上下型だったら、下を見たということは覚えていても、何のために見たかなどと思わない。ところが五種はサッとそういうように頭が働く。

だからそれはそれで良いことも悪いこともあるが、それぞれ体癖を背負って人間は生きているのです。だから五種の御亭主がそういうことをやったからといっても腹を立てることはない。三種の人が好きと嫌いで何でも処理してしまうといっても、そうできているのだから当たり前なのです。それを五種のように、好きであっても嫌いであっても、まず計算してから返事しろと言われても、三種にはできない。人間は各々のそういう宿命というか、体癖によって生きているのですから、お互いにそれを理解し合っていけば、もう少し人間社会の中のゴタゴタは少なくなると思うのです。

五種に活を入れる方法、気張りを抜く方法

ところが積極的に行動する五種の人であっても、何かの行動の目的がなくなった時には、腰椎一番の力が抜けて五番に力が出てくる。そうなると、気持ちの中でいろいろ積極的にあがきはしても、行動する力はないのです。

この間、株で損をした人があって、今度はこうしろ、ああしろと、自分が損をしたアベコベのことばかり私に勧めているのです。それは結局は、その人の考えの裏返しに過ぎないのですが、勧めた通りにしないと、カンカンに怒るので、そうなると迷惑なので、腰を治しましたが、それは腰椎五番を引っ込めて、一番が緊張しやすいよう

にもってゆけばいいのです。

腰椎五番の力というのは、仰向けになってお尻をもち上げるようにすると抜ける。肩と踵が支点になって体を支えている状態だからです。だから立っているうちは五番の力は抜けないのですが、いつも五番に力の入るような、前へ屈んでしまう習性のある体でも、肩に力を入れて、腰が真直ぐになっているような状態にすると、行動力が出てくるのです。前屈の人は、本当はその人本来の状態に返ったのでは行動力はなくなってしまうのです。貧乏している時は一生懸命働いたけれども、裕福になったら途端に気が抜けてしまったなどという人がよくあるが、大部分は五種の人です。不安がないと動けないのです。つまり肩に力を入れること自体に無理がある。緊張して肩で風を切っていても、体中をすっかり弛めてしまうと、すっかり落ち着いてしまいます。

だから五種というのは緊張体勢なのです。ギリシャの彫刻に、短距離のスタートのような緊張している様子のがありますが、そういう行動への体勢、自分の力を集めてパッと爆発させようとして、無理して一生懸命こらえている形が典型的な五種の現象であり、弛んだ時が六種的な現象です。ところが本来は弛んでいる方が自然なのです。

では五種の気張りをどうやって弛めるかといえば、どこでも筋肉を弛めさえすれば弛んでくる。だからこの方は簡単です。ところが力が抜けてしまったものをどうやって気張らせるかということになると、力の残っているうちは、先に言ったようにして、不安を食わせたり、卑屈さを笑ったり、煩悶の種を投げ込んだり、あるいは積極的に希望をもたせるとか、理想を描かせるとか、賭けをさせるとかいうようにして、何らかの行動の方向づけをしてやるといい。

この間、呼吸器病になった人が来ました。いろいろな手当をしてもちっとも良くならないと言うのです。それで「病気になる前に何か賭けをして負けたようなことはありませんか」と訊いてみた。すると「賭けをして負けたけれど、まだそれを払ってない」と言うのです。それでその賭けの相手に「もう一回やって負けてくれないか」と頼みましたら負けてくれた。それで急に元気になって治ってしまったのですが、その人も前屈型の人でした。

勝ち負け、特に賭けをするということは、非常に行動力を喚び起こすものがあるのです。ですから五種に活を入れるには、積極的な面では理想や希望、賭けに勝つことなどがあるが、さもなければまるで正反対の、不安や心配、煩悶というようなものを注ぎ込むと、そのどちらかでシャンとして行動力が出てきて、腰椎一番に力が行ってしまうのです。

五種の体癖修正法——腰椎三番の捻れの処置

けれども往々そういうことをしても、五番の力が腰椎一番に行かない場合がある。どこかでつかえていて、力がスムーズに移って行かないと、そういう力も出てこないのですが、そういう場合には必ず腰椎三番が捻れています。捻れがあると、五番、一番の力の入れ抜きがうまくいかないで、どちらかに偏る。けれども三番に弾力があるうちは、疲れると自然に一番の力が五番にくるのです。第一肩が上がりっ放しでは眠れませんからね。それで疲れれば力が五番にきて肩が下がって眠くなる。起きて、サアやろうと思うと、一番に力が出てくる。ウォーミングアップ体操をしたら、俄然、力が出てくるなどというのは五種的な特徴です。

それが三番が捻れると同時に、力の移動がなくなって偏りだしてくる。だから前屈傾向の人の力の抜けっ放しというようなのは、どれも五番、一番の力の転換がうまくいかなくなった状態ですが、そういう場合は三番が捻れるか飛び出している。特に捻れる場合が多いので、まず三番の状態を観るということが、最も大切になります。

五種は頭が緊張すると、お腹が緊張するのです。胸には力があって、いつでもお腹が小さいという、逆三角形のような体が五種の体の理想です。三種の人なら緊張して

も お腹は大きいのです。五種は緊張するとお腹が小さくなるというのが特徴です。
そこでお腹が小さくなりっ放しの時に頭の第二整圧点*9を叩くと、多くの場合弛んできて、いろいろな故障も治ってくるのですが、そういう場合でも腰椎三番に捻れがあると、同側を叩いても弛まないで、逆側を叩くと弛んでくる。捻れていると作用が逆側にばかり影響するからですが、体癖的に捻れがあるかというと、そうではない。五種の人が三番で捻れるとそういう現象を起こすのです。そこで、前屈の人の体癖修正をする場合の第一の目標は、腰椎三番の捻れがあるか、ないかの見究めと、その処置です。

第二には、腰椎五番の力を一番にもって行くということです。それは仰向けになってお尻をもち上げれば五番の力は抜ける、その力が一番に行く処までもって行ってポンと足を払えば、三番に異常がない限り、それで力の転換はできるのです。五種の整体体操がそれです。

けれども三番が捻れているとそうはいかないので、体癖修正法の第一の着手の処は、三番の確かめということになるのです。一番に力があっても、五番に力があっても、それがしょっちゅう入ったり抜けたりしているうちは構わないのです。けれどもどちらかに偏った場合には、まず三番を確かめる必要がある。それをしないで五番を弛めたり、一番を弛めたりしていると治らないだけでなく、上が緊張したままで力が抜けてしまったり、五番に力が入ったまま緊張してしまったりするから、ひとりで、頭の中で気張るといったような余分な緊張が起こって、あせりというものになってゆく。捻れを治さないで五番を緊《ひきし》めたら急にあせりだして、今まで悠々経過を観ていたのが、是が非でも早く治ろうなどと思って、急に苛々しだしたということは、よくあるのです。

そういうことで昔はよく、苛々した人を見ると三番を調べていました。三番が捻れたままで五番や一番が緊張すると迷いだし、あせりだすのです。そこで三番を治すと落ち着いてしまう。五種にはそういう特性があるのです。

六種体癖

六種体癖の特性

五種体癖の人は、周期律の波が高潮になって緊張してくると、肩に力が入ってきて、肩が緊張している間は行動するというのがその特徴ですが、肩が緊張しているのに行動しない人達がいるのです。重心が上に行って行動するのは、物理的合理性をもっているので自然ですが、重心が上に行っても行動せず、眠ってしまう人達がある。つまり同じ前後型でありながら、五種とは逆の傾向の体があるのです。高潮期には肩の力が抜けて前に出ており、低潮になると肩に力が入ってくる。これを六種といって、呼吸器が過敏な、あるいは呼吸器が弱いという特色をもっている。体量配分は低潮期になると前が重くなってくる。

こういう傾向は、他の体癖の人でも、呼吸器の病気になると出てくる。誰でも風邪をひく前は体の力を抜こうとしても肩の力だけは抜けなくなり、重心の位置が上に移ったままだるくなり、眠くなるというように、前後型の六種的傾向を現わします。ですから前後型以外の人がそういう傾向を現わしている時には、風邪、あるいは呼吸器病、あるいは色盲などの眼の病気だと考えてよい訳であります。ところが六種というのは、風邪もひいていないのに、呼吸器も悪くないのに、いつもそういう傾向があるのです。

前後型の中にも、五種と六種があって、肩に力が入ってくると、五種はワイワイするが、六種は陰気になっていく。陰気になってしようがないので、言葉でひき立てるつもりか、熱のある言葉を吐く。ある六種の人で、「七生死すとも整体協会のために尽くす」と言って死んだ人がいます。「尽くす気があったら生きるんだよ。七生生まれ変わったら、僕は君だということを憶えてないよ」と言ったら、「死に際にはそれくらいのこと言わせてくれ」と怒っていましたが、そういうように敢えて活潑な言葉を使う。昔の共産党の闘士には六種の型が多かった。一番簡単に英雄になる方法だったからだと思うのですが、やはり六種にはそれが合う。余り労作しないで、非常に理想家で、坐って熱のある言葉を吐き、熱血漢で大勢を動かして、今にも行動するかに見えて、その実自分は動いていないというような場合には、六種的な体癖素質を連想してよいのではなかろうか。実際に見てきた範囲では、大部分の人がそういう傾向があるようです。五種がワイワイ言って自分で動いていくのとは違った動きと、体の使い方があるのです。

だから同じ前が重いという前後型の中にも、六種的な動きと五種的な動きがあり、その区分は体の動きや周期律を見ないと難しいのです。

また、前に力のかかる中でも、多少内にかかる傾向と、外にかかる傾向というものもある訳です。それは五種あるいは六種に開閉傾向が混じっている場合であります。六種の人でも両方が内側へかかる度合が強い時には、かなり積極的に動くようになり、集注する傾向に動くが、分散する方向には動けない。勉強はするが遊びは下手だというのは、集注傾向はあるが分散はできにくいということです。

六種の分散様式

逆に外側が重い時には分散傾向に動きます。だから、無駄遣いをしたくなる。無駄遣いというのはエネルギーの分散的消耗の一番簡単な方法であります。先日来た人で、その御亭主から、「浪費をして困るから直してくれ」と言われたので、「奥さんの浪費くらい亭主が働けばいいじゃないか」と言ったら、何でも十日間に七百万円使ったのだそうです。付けを持ってこられて震えあがってしまったそうです。それで「いい材料だ、早速体量配分を計ろう」という訳で、測定したら、普段と違って外側が重くなってきている。つまり分散傾向、開傾向がそれに混じってきている。その奥さんは子供の頃から知っている人で、その人の育った家から見れば、七百万円使ったというのは、それほど浪費ではないのです。ただ育った家に比べて結婚した相手が勘定高い人だったので、それが浪費に映ったというだけのことです。それで「何を買ったのか」と訊きましたら、「ダイヤを買った」と言う。「どぶに捨てたのか」と訊いたら、持っていると言う。「それじゃあ浪費ではない」と言った。本当に浪費なら捨ててしまいますからね。捨てないのなら、金をダイヤに換えたというだけで、浪費にはならない。そういうことでエネルギーが消耗したと思ったら、それは浪費という錯覚で動いてしまっているといえる。錯覚なら何もお金を使わなくても、浪費させる方法はある。それを亭主までが金を使ったから浪費だと思い込むのはおかしい。そんなことをいろいろ話しているうちに、浪費ではなく、ただ形を変えて持っているだけであり、そうしてそれが浪費という感覚でエネルギーを消耗させる効果があるということが判ると、「それならこれからやらせましょう」ということになりました。どうしてやらせるのかと訊きましたら、「買ってすぐ引き取らせる。そして手数料何分というように約束すれば、向こうだって手数料が入るのだからいいだろう」と言う。「それこそ浪費じゃないか」と私は言ったのですが、「これくらいの浪費は止むを得ない」とか言っておりました。御亭主は五種傾向なのですが、そういうように浪費の性質が判ったら、サッと金額を少なくして本当の浪費に切りかえてしまいました。幸いそのために、その奥さんは統合失調症にならずに、適当な消耗運動をやって過ごしておりますけれども、六種的特徴は、スパッと消耗の出口を抑えると、ヒステリー的な分散様式をとります。猫を蹴飛ばしたとか、子供をいじめたとか、亭主の顔を引っ掻いたとか、そういうのはみんなヒステリー的、あるいは統合失調症的な分散様式であります。そのように、六種傾向の人は普段は行動できないのに、行動するとなると、まとまってヒステリックに、ファッと頭の統制を経ないで分散させる傾向があるのです。

ヒステリー的行動をとる

私がいろいろの体癖の人を調節しまして、一番警戒を要すると思うのは、この六種なのです。昨日も、よくここへ来ているIさんという東大の物理療法内科の人なのですが、この間から受け持たされている患者について苦情を言っておりました。「腸閉塞を何回か起こして、その度に手術をしたが、そう度々切れないというので、自分の処に預けられた。その病人は自分がちょっと相手の機嫌にさからうことをやると、すぐにお腹が痛くなって七転八倒する」と。どうやら彼の顔が見たくなるとお腹が痛くなるようだ。そこでこんな体型の人ではないかと言ったら、その通りだと言う。こういう気性、こういう動きがあるのではないかと言ったら、その通りだと言うので、その病人が六種だということが判りました。六種の中にはそういう特殊な動きがあるのです。私の知っている六種の人の中にも、何かあると心悸亢進を起こす、あるいは何かあると喘息を起こす人がありました。その御亭主が旅行から帰ってくると、もう喘息を起こすという風でした。そういうように六種はエネルギーの分散が、体の自然のリズムで行なわれないで、つかえているとファッと出てしまう。その特徴は鳩尾の左に玉ができてくることです。あるお婆さんですが、昔からそこに玉がありまして、心臓がドキドキするという時、それを下ろしてやると治る。頭がズキズキする、耳鳴りがするといっても、それを下ろすと治る。婿に死なれて意気銷沈して一言も口がきけないという時でも、これを下ろしてやるとまたしゃべり出す。何があっても玉を下ろすと良くなる。そうして自分でも「玉が出てくると苛々するし、陰気になり、歩けなくなって、しゃがみ込んでしまう」というようなことを言っておりましたので、玉を下ろすとよいということを教えました。そうしたら余りケロッと良くなるので、娘を指さして、「これなど私のことをヒステリーと言いますが、こんなヒステリーなどございませんネ」と言う。「そうですネ」と言っておきましたが、今でも玉を下ろしているが、ヒステリーとは気がつかない。

ヒステリー的動作の一番多いのは六種であって、その六種のヒステリーで困るのは、ヒステリーの症状は無目的にファッと出るのに、ある要求を果たそうとする面ではすこぶる鮮明な目的をもっていることであります。痛い時に慌てて親切にしてやったために、その人を呼び寄せたくなると、痛くなるということをしょっちゅう繰り返している病人がよくあります。医術にたずさわっている人達は、そういう病人の意外に多いことが判りますけれども、みんなそれで参ってしまうのです。いつもそういうことで呼ばれるようになったならば、六種ではないかと見て、六種的な特徴を早く見つけ出すとよいと思う。転んで繃帯をして貰った、だんだん良くなって、治りかけたらまた転んだというような子供があったなら、六種的な傾向はないかと調べる必要がある。自分の要求を果たすために、あるいはそう見られたいために、自分の体を毀していくということは、他の体癖には少なくて、六種の場合に特に濃く現われるのです。ですから丈夫でエネルギーが余ってしまっているために病気になっている。いや病気であることを人に見せようとする。自分の存在を主張せんがために病気を利用している。あるいは怪我をする。昨日も親のいる前で縁側から落ちて腕を折った子供がおりましたが、六種の子供でした。

六種は行動できない時に肩に力が入る。そうして肩の力が抜けると行動する。そういう傾向があると同時に、意識でやろうとすることはやれなくて、やろうとしないことをやってしまう傾向がある。ですから五種のように意識して行動するタイプとは違って、自分ではやろうと思わないのに、転んだり、怪我をしたり、病気になったりする。そこで出産の時に、非常にさし迫っている状態でも、六種でない限り、途中で産むことはないと私は保証します。毎日出している大便だって、間に合わなくて途中で出したなどということは少ないですネ。大便より回数の少ないお産なら、もっと我慢できるはずで、一週間や十日間、長ければひと月くらいだって我慢できるものなのです。臨月になったからもう間に合わないなどと慌てるのは本当ではなくて、産もうとする気持ちを弛めて初めて産めるものなのです。途中で間に合わなくて産んでしまうということの大部分は、潜在心理的な劣等感だとか、欲求不満だとかいうものがある場合であります。しかし六種以外の人達は劣等感や欲求不満があっても、行動には結びつかないのです。六種のそれは意識してでは行動に結びつかないのに、意識で欲していないことはすぐ行動に結びついてしまう。劣等感でもなんでもサッと表現してしまう。だからお産が間に合わないというのは六種にはよくある。途中で産んでしまったという人のほとんどは六種であります。

六種の人が、ある人が好きだとなったら、その人を呼び寄せるために病気になったり、怪我をしたりするようなことを平気でやる。しかし当人はやろうとしているのではない。やるまいとしながらやってしまう。六種の行動にはそういう特徴があるのです。

栄養補給のために大食をする六種

前屈する習慣のある人は、体の疲労の蓄積が前屈するという形をとって現われるという宿命を負っていると考えたらいいと思うのですが、同じ宿命でも、食物を見さえすれば食べたくなるといったような、そういう景気の良い宿命とは違って、自分の不安と絶えず戦っているのです。左右偏りの人が食べるのは、おいしいから食べるのに、六種の人が食べるのは、栄養の欠乏を警戒するからです。本当に六種の人は、左右偏りの人に負けず劣らず食いしん坊なのですが、それも栄養が欠けるのではないかという不安に襲われて食べるのです。少し欠けてもすぐにくたびれるように思い、そう思うともう遮二無二食べる。

そもそも人間という生活機関の原動力は空気と水と食物です。ところが食物に比べると、水や空気はその端的なものであり、その中でも空気は最も端的なものなのです。食物は十日、二十日と食べなくとも死ぬようなことはないが、空気となると、五分間と止められない。窒息わずか百五十秒で息絶えてしまう。だから、そういうことから考えても、空気の摂取に余分に依存しているような体の持主が、空気をたくさん呼吸している時には割に元気なのに、空気がうまく入らないような体の状態になった時には、空気から栄養を摂取する度合が少なくなるので、それを食物で補おうとしてセッセと食べ出すということは容易に想像できます。

前屈の人は皆、驚くほど食べます。それで、おいしいかと訊くと、判らないのです。ただ食べられる時に食べておかなくては体が保《も》たないと思うのか、セッセと旨いも不味いもなく詰め込む。実際にそうなのかもしれないが、とにかく前屈の人の食べ方というのは、体操をしているが如く、マラソンをしているが如くに食べるのです。胃袋の体操として食べているのかと思うくらいですが、それはただ、不安の反動に他ならない。だから六種の大食には一理あるので、一概に咎められないのですが、たくさん食べているうちは呼吸器が丈夫にならないのです。断食して呼吸器が治ったという人の多くは前屈傾向の人であって、食欲を抑えることによって肺の活動を促して、その正常な機能を喚び起こし得た、本来の状態に戻ったということですが、根が食いしん坊なだけに、断食ということがとても大変なことなのです。

今日も、かつて減食を勧めたことがある六種の人が来て、「減食というのはつくづく大変なことだと思った」と言うから、「ちっとも難しいことはない、ただ三分の二か、半分にすればいいだけだ」と答えたのですが、本当のことを言えば大変なのです。この間は「食事の時間が二時間遅れたら目が回った」などと言っている人もいましたし、道場で順番を待つのが待ち切れなくて、慌ててソバ屋へ行って食べてきたという人もいました。

三種も相当の大食をしますが、三種は食べ過ぎても、もともと胃袋はよく働くのだからいくらでも食べられるのですが、六種のは真剣なのです。食べなければ死ぬというような、悽愴な感じがします。本当に〝むしゃぶりつく〟という言葉通りに、食べるということに真剣になっている。

ある六種の人に食物を減らすことを勧めたら、「人間は食物を食べて生きている、それを食べないように言うなど、俺に死ねと言っているようなものだ」とか、「たくさん食べないと体が衰えるに決まっている」とか、「減食は食欲を増やさせる方便に他ならない。言っていることがはなはだ矛盾している」とか、ともかく食べるということで奥さんと争ってまで食べて、それで亡くなった人がいました。七十を大分越していたのだから寿命といえば寿命だけれども、食べ過ぎて腎臓が悪くなって、体中が腫れていても、なおも食べようとしていた。その人にとっては食べることが生涯の意義であり、闘いだったのでしょう。

五種と六種の区分

そこでワイワイガヤガヤやって意識的に行動し、積極的に何でもやってゆこうとする五種が、高潮時に肩に力が入ると意識的な行動が多くなってくるのに対し、高潮時に無意識の行動は亢まるが、意識しての行動は起こらなくなるという六種との区分は、どこで線を引くかということは、長く観ていればやさしいが、短期間の観察では難しい。高潮時に力が入るか抜けるかということがその区分の要点であります。六種は高潮時にはむしろ肩の力が抜けるのです。何もやらないような恰好をするのです。ですから、六種の人などは「結構です、結構です」と言う数はとても多いのです。昨年でしたか、ある六種の人にお歳暮にお金を贈ろうとしましたら、「結構です、結構です」と言うのです。それで「ああ、結構ですか」と引っ込めようとしたら、慌ててそれを押さえて、「いや、戴いて結構です」と言って持って行きましたけれど、やっぱり六種的動作であります。慌てて手を出したのは、咄嗟なのです。無意識に出してしまった。それで言い訳に度胸を決めてそう言ったのでしょうが、何かそういうように、意識しては決して行動に結びつかないのです。高潮時には意識して行動しないが、低潮時でも意識してのことはなかなか行動にならない。むしろ行動しないで、一人で熱い言葉を吐いて、言葉だけで酔って暮らしているというのが多いのに、無意識には欲求不満とか劣等感がそのままでとどまらず、サッと行動に現われる。しかも意識行為にではなく、意識しない行為に現われる。ですからヒステリー的動作をとったり、激しい場合は統合失調症ではないかと思われることも時にはあります。あるいは信仰に熱心であるとか、左翼運動とか、右翼運動とかに熱心であるとかいう、ある主義に殉ずるという特異な傾向をとる人達の中には六種が多い。聖セバスティアンなどというのは、ああいう殉教の仕方から見ると、ひょっとしたら六種だったのではないだろうか。そうだとしたら、矢が当たっても、火で焼かれても、痛くなく、熱くなかったろうと思うのです。そういう没我的な行動というのが六種にはよく現われるのです。

六種の精神身体現象

六種の人で分娩してから後ずーっと喘息になっている人がおりました。それでとても苦しくてしようがないと言う。私はその家庭をよく知っているので、体癖について話しながら、お姑さんの体癖を話した。「彼女のような体癖ではいつでも相手がいないんだ。彼女が高潮状態になった時には、あなただって完全に無視される。無視というより黙殺、いや黙殺だって、いるのを気づいているから黙殺するのだけれど、初めからあなたなどいるのに気がつきはしない。それでいてしゃべり出すだろう」と言ったら、「本当にそうなんですよ。私はお姑さんが来ただけで、もう嫌なんです」と言っておりました。十種のお姑さんなのです。ところがその晩は発作しなかった。そうしてそのまま喘息がなくなってしまいましたが、意識しないうちに、お姑さんが嫌だと思うことと喘息とが一緒になってしまって、お姑さんが嫌だと思うことがあると喘息を起こすという習慣ができてしまっていたのです。

よく人は、心から起こった病気は簡単だと思うのですが、悪い物を食べて吐くのは体にとって正当防衛であっても、体力を発揮して体に悪い物を出すのだから、吐いたという場合には、やはり体にとって無理な、余分なはたらきを強いることになるのです。ですから心理的に吐いた場合には、吐いた後にくたびれ、あるいは鈍りが体の中に残るのです。つまり生理的に起こった病気よりは、心理的に起こった病気の方が、死に至る度合は強いのです。特に六種の場合にはそれが強いのです。

ですから五種と六種とを分けるには、やはり要求の方向というものを観なければならない。五種は外向的に動くのに対して、六種は内向的、抑制的になる。五種のやることは体の筋肉を積極的に動かすことだけれども、六種のやることは辛抱することである。感情をジッと抑えること、我慢することである。そういうのを体操の代わりにやっている。だから馴れれば五種、六種の区分は容易ですが、体型から判断しようとすると、なかなか難しい。例えばお使いを言いつけられて、返事ができないでふくれた、意識してプッとふくらませた訳ではなくてふくれたという場合には、六種的な動作が起こっていると見てよい。そういうように意識では返事をするつもりもないのに、体が返事をしてしまうというのは六種であって、突然起こって急に悪くなる病気の中には、それが多いのです。

この間もある人が目が見えなくなってやって来ました。最近は完全に見えなくなって、本の活字が見えない。糖尿病で目に出血をして見えなくなったと言う。それで「糖尿病で目に出血して、何故見えなくなるのでしょう」と訊いたのです。そうすると、「出血によって視神経の奥がやられたからだ」と言うが、「出血して見えなくなっても奥がやられている訳ではない。ともかく出血して見えなくなるのにはいろいろな理由がある、しかし、奥ではない。まあ宿題にしておきましょう」と言った。それから二カ月たって参りまして、「先生、かさぶたでしょう」と言う。「そうだ」と言ったら、「私も眼球を横にやったり上にやったりすると、そこはくっきり見えることに気がついた。時々隙間ができて、そこからハッキリ見えるから、視神経がやられているのではなくて、かさぶたがかぶっているだけだということが判った」と言っておりましたが、それまでショボショボしていた人が、かさぶただと気がついたら元気になって、何とかすると言って張り切ってしまった。元気になったといっても、体の状態では、かさぶたに気がつく前と後とでは同じなのです。それなのに気がつくまでは完璧に悄然として、顔色まで入獄していたのかと訊きたくなるくらいショボショボしていた。それがかさぶただと見つけたら、意気溌剌として、昔の顔に戻ってしまった。かさぶただと自分の手でほじくって取った憶えがあるのでしょう、そういうものとの連想が結びついたのですネ。途端に元気になってしまった。途端に元気になったということは、初めから元気はあったということです。自分の頭の中で闘ったもので見えなくなって、ショボショボしていただけなのです。そのように理由が判らないままにショボリしてしまうというのも、一つの六種傾向の動きであります。六種は、かさぶたと気がつけば、今度は本当にかさぶたがとれるのです。その人も一昨年は、肩に力が入って抜けない六種的な恰好をしていましたので、これは自分で治るだろうと思って、私は積極的に治す方法を講じないでおきましたが、肩の力が抜けない時には、六種でなくとも六種的に動作することがある。

ところが六種体癖の人は、そういうことを普段に常習的にやっているのです。自分の行動に責任を負わないのです。全部無責任に動いてしまう。さもなければ人の責任でも、何でもかでも負ってしまう。本当はそんな責任はないのと同じなのです。「俺が腹を切って詫びる」などと言っても、詫びたって、腹を切ったって、やり損ったことの詫びにはならないのです。けれども「腹を切って」とか、「一命を賭して」とかいうことを言ったり、馬鹿げたのは本当にそれをやります。申し訳に死ぬなどということをやります。死んで何になるかというと、何にもならないことは同じなのです。そういったように、完全に無責任になるか、完全に責任を背負ってしまうかのどちらかをやって、意識的にこうやろうとすることと反すること、意識ではこうやっても何にもならないと思うことをやってしまうように、無意識的にやってしまうのが六種であります。そういう人は少なそうに見えますが、存外多いのです。

特に体量配分では前が重く、しゃがんだ動作の時に、後の重い傾向の強く現われる人達、特に開型が明瞭に現われる場合には、六種ではあるまいかと思って間違いない。また弛緩状態になると前が重くなる度合が濃く、緊張時には薄いという傾向のある場合にも、六種傾向ではあるまいかと考えて、その感じ方や、要求の方向を丁寧につかまえて、六種の見分けをするべきだと思います。

六種の話は難しかったと思いますが、私のように、実際に体に触れている者には非常にやさしいのです。歯が痛いといっても、六種の場合には、歯が痛いのだろうか、痛いのを見て貰いたいのだろうか、歯が痛んで一晩眠れなかった自分を見て貰いたいのだろうか、それを見ることを通じて女房の横暴なことを訴えようとしているのだろうかと考える必要があるのです。ともかくそういうことはしょっちゅうあるのです。「あんたははたらきのない亭主だ」と言われて、そのために憤慨して、腸捻転を起こして七転八倒して苦しみ、夜中まで女房を起こして介抱させ、それで間に合わなくなって、ここへ逃げて来た男がありました。そのもとはそういう極く簡単な理由なのですけれども、腸捻転を起こすまでになってきている。そういう場合には無理をすると死ぬこともあるのです。けれども六種の行動というのは、何のためにそうしているのかということを観て、その目的を認めないと治らないのです。目的を認めるとケロッと治っていくので、六種の変動の処理というのは、馴れると非常にやさしい。そんな訳で極めて興味をもって観ているために、私にはすぐ六種だということが判るのですが、皆さんが六種を観ようとすると、周期律の波や、その人の動作特徴などを見つけないと、なかなか見つけにくい。体量配分計だけではかなり見つけにくいものであります。

同じ前後型にも五種と六種があって、六種にはそういう特性があるということであります。

捻れ型　七種、八種体癖

七種体癖

エネルギーが余ると衝動的になる

捻れ型という体型は名の如く捻れている。そのために歩く時にはその分だけお尻を振って調整する。華やかに振っている人があって、「私は捻れ型でございます。触ると怒りますよ」というような恰好で歩いている。

ところが捻れ型はいつでも怒るかというとそうではない。エネルギーが余ってくると次第に鳩尾《みぞおち》が硬くなってくる。前屈みになって、頭が重くなり、陰気になってくる体型の人は鳩尾の真中が硬くなるが、捻れ型の場合には右か左かのどちらかが硬くなってくるのです。そうなると、自分が考えている通りにならないと、「ええい、面倒くさい、やっちまえ」ということになる。いや、面倒くさいとも思わないで発作的にパッとやってしまう。つまり衝動的になる。あるいはやり過ぎてしまう。その衝動的にやってしまうとか、やり過ぎてしまうとかいうことは自分ではどうにもならない。やり過ぎだと自分では気づかないで、ついやってしまう。つまり鳩尾の左右どちらかが硬くなると、意志では自分の行動をコントロールできない状態になる。丁寧に観ていると、周期的に衝動的になる。やり過ぎて、次の瞬間には後悔するということを繰り返している。それと一緒に尻を振っていれば、その人は捻れ型に相違ない。ですから意志でコントロールできないような状態になったなら、尻を振って歩くかどうか見て貰って、散歩してくるとか、あるいは重い物を持ち上げるとか、何らかの方法で過剰エネルギーの鬱散方法を講じたらよい。

ところがそれを生理的な過剰だと思わないで、自分の衝動が抑制できないのは心の修養が足りないためだと思って、何とか腹を立てまいとか、何とか辛抱しようとか努力する人があるが、努力してもやはりできない。そこで煩悶する。しかしそれは生理的なものであり、生理的に処理しない限り、どんなに努力しても意志ではどうにもならない。ところが生理的に処理しさえすれば簡単に処理できる。木剣を持って木を相手に二、三十回打ってくるとサッパリして、癪に障ったことなど忘れてしまう。そういう事情を解さないで、心理的に処理させようとすると、やろうとしてできない。その結果、自分は意志が弱いとか、自分はくだらないとかいうように思いつめてしまう。非行少年の中に捻れ型が圧倒的に多いのは、おそらくは指導する人が生理的には鬱散できるものを、喧嘩をするとか、暴れるとか、やり過ぎるとか、無闇に反抗するとかいうことを盾にとって、心の問題として、心にその解決を迫るためだろうと思うのです。そういうことを強いられるほどエネルギーの鬱散は妨げられ、過剰エネルギーが反抗の方向に衝動的に動くようになる。ひどいのは人を傷つけたとか、殺したとかいうのもあるが、そのほとんどは心理的に不可能なことを、指導とか、教育とかいう名前で強いるためではないだろうか。子供がわるさをして、注意したらいろいろいうことをきかず、重ねてわるさをするというような場合には、生理的になら鬱散のつく問題なのではなかろうかと考えることが必要である。頭の中の問題だからという理由で、何でもかでも心理的な方法で処理を進めなくてはならないと思うことは間違いだと思うのです。

そういう意味からいうと、七種、八種という捻れ型が一番その害を受ける。衝動的な行為や衝動的反抗という捻れ型のいわゆる非行は、エネルギーの鬱滞という面が最初である。捻れ型はエネルギーが余るにつれて股関節がくるって体が捻れてくる。そしてその捻れる傾向がその体型上限度に達すると、鳩尾の片側が硬くなってきて、それがある程度まで硬くなってくると、衝動的にパッと鬱散するようになる。私はそういう場合には重心側の足首を振ることを寝る前にやることを勧めます。それを時々やっておれば、衝動的な動作をしないで済むようになり、むしろ迫害にあった時に敢然と立ち上がれる。そういうのは捻れ型の人です。困難があったら逃げだすような、あるいは巧妙に避けていくような上下型とか、前後型とは違って、困難があったら真正面から向かって行って、それを克服しようとする。その点、捻れ型というのは非常に頼もしい。それなのに時々衝動的なやり過ぎがあるので困るが、時々足を振るというだけで、捻れ型的特質の良い面を保つことができる。

捻れ型の衝動的になる限界

捻れ型の衝動的動作は捻れがある限界に達した時に起こるが、その限界は鳩尾の片側が硬くなった時である。左が胃癪なら右は肝癪ですが、共に「癪に障る」という表現で昔から言われておりますが、これは捻れ型用の言葉ですから捻れ型の子供を持ったら、ここで鬱散したくなっているのだという機会をつかまえて、鬱散を誘導するようにすることが望ましい。七種、八種の整体体操[*10]でもよく、足首の回転や振るだけでもよい。そうしておけば生理的な調整がついて、衝動的に動作するとか、ムキになるとかいうことがなくなってくる。逆に捻れ型の体をよく観ておりますと、あるところまで捻れて、これが限度だということが判るようになり、「今日は荒れるな」「あさっては荒れるな」ということも判る。

ところがエネルギーが足りなくなると咽喉が腫れてくる。明け方が冷えて、咽喉や腎臓、あるいは耳をやられるという風邪が流行っている時期には、捻れ型の人にそれが圧倒的に多い。捻れ型の子供達は寝相が悪いのがその特徴で、そのために明け方の冷える時に風邪をひく。彼らは暖かいから布団をはぐ訳ではない。体の捻れを調整しようとしているうちに、布団がどこかへ行ってしまう。だから、暑くなくとも寝相が悪い。また捻れ型の大人はいびきを大きくかく。いびきをかいたら捻れ型があると思っても間違いがないくらいです。特に大きないびきをかくのはほとんどが捻れ型で、スヤスヤいびきをかくのは違う。この間などは、奥さんのいびきが余りひどくて眠れないから治してくれといって私の処へ頼みに来た人がある。それで捻れを治しましたらスッと治ってしまった。ところが八日目になるとまた始めたという報告があった。そこで八日目になったら捻れを矯正してあげなさいと御亭主に捻り方を教えました。そうしたら八日目ごとにやっているそうで、近頃はよく眠れるそうです。八日目ごとにいびきをかくということを見つけたのは始終傍にいる人でないと判らないが、その奥さんはそういうリズムをもっていたということになる。その時期をつかまえて捻れを調整すれば、いびきだけでなく、癇癪でも、喧嘩を売るのでも、皆捻れが限界に達した時に起こる現象ですから、捻れを調整することによって避けられる。

ではその捻れの限界はどういう時にくるか。一つは偏り疲労の累積によってある部分の伸び縮みが悪くなった時。疲労するというのは筋肉の伸び縮みする幅が狭まってくることなのです。だんだんその動きが少なくなり、固定してくる。その時が反動の起こる時なのです。もう一つは体の中に鬱散すべきエネルギーが余ってしまった場合です。

不自然な出産と、ひからび現象

体が捻れていると分娩がスムーズに行なわれない。分娩の後の経過がうまく行なわれない人は膣の収縮力が悪くなるのです。そういう結果、快感というものから離れてしまう。自分だけではなく相手の感ずるであろう快感までなくしてしまうのです。快感が起こらないと、そういう行為をしていながら行為による鬱散が行なわれない。そういうことがエネルギーの過剰という状態になって、いら立ち、怒りっぽくなる場合がよくあり、普通は性行為の後は頭のはたらきがノーマルになってやり過ぎのない状態になるのに、行為後に捻れ状態が激しく残っているという場合には、膣の収縮が悪いのではないだろうかというように考えてゆきますと、分娩の時の処理の仕方というのが非常に大きな問題になってくる。ですから分娩後にそういう現象が起こるならば、ひょっとしたらそういう体の内部事情によってエネルギーが余っているのと同じ状態になっているのではないだろうかと考えるべきである。「余っていますね」と言うと、「いいえ、食べ過ぎません。よく働いています」と言う人があるが、そうだとすると、体の中のそういう潜在意識的な欲求不満がその原因になっているというより他ない。

そういう人の場合に腰椎の三番を調べれば捻れているからすぐ判ります。分娩後すぐに起こしても無事だという説で、最近はすぐ起こしてしまうが、そういうことを言っているお医者さん達でも、自分の奥さんをすぐに起こしてみると、出産の前とでは全然感覚が違うことに気がつくだろうと思う。そういうようなことが大人の非行の原因になっている場合も少なくないと思う。これは自分でも判らない、それでいて苛々するのはやはり不幸だと思うのです。

ではそういうことがないように分娩させるにはどうしたらよいか。それには、摘出とか、不自然なことをして無理やり産ませることをやめて、自然の出産の過程を通らなくてはいけないということになるのです。私の言いたいのは、出産は自然の経過を通ってなされるものだけが、出産後きちんとした体になるということであります。そうでないと、自分では気がつかないが、体のほうぼうが弛んでくる。膣の筋肉の収縮力がたるんでくるというようなのはその一つで、それ以外に女としての欠陥がたくさん出てくると思うのです。出産後は、お金ばかり数えて、ゴッゴッしてちっとも潤いがなくなったと言ってこぼしている御亭主があった。「結婚した時はゴツゴツしていなかったのか」と訊いたら、「とてもやさしく女神のようだった」と言っておりましたが、それでは何故ゴツゴツし出したのかというと、亭主よりお金の方が大事だと思い込むようになってきた下には、人間の情愛を解さなくなった、情愛に鈍感になった体があると考えるべきだと思うのです。ゴツゴツして潤いがなくなってくるというのも、膣内の筋肉が弛んでくるのと同じように、頭の中の何らかの緊張が衰えてきて、そういうゴツゴツ現象を起こすのだと思うのです。「乳癌じゃないでしょうか」と言ってくる人の七割くらいはそういうゴツゴツ現象です。実際は癌ではなく、「もう頭の中もひからびました」という人達である。

開閉型は年をとらない

そういうひからび現象が一番早く体の動作に現われるのが捻れ型で、一番遅いのが開閉型です。開閉型においては九十歳を越えても尚ゴツゴツ現象は起こらない。お嫁さんが自分の息子を取ってしまったように思って憎み続けたお姑さんがいました。それは、お嫁さんの方からいうと意地悪なお姑さんですけれど、われわれの立場から見ると、いつまでも若いということになる。息子の嫁にやきもちを妬くというのは、ゴツゴツしたらもうできません。利害得失の方がズッと強くなってしまう。それを利害得失を無視してやきもちを妬くというのは若い訳です。九十を越しても色気がたっぷりしているおばあさんがたくさんおりますが、その大部分は開閉型の人です。八十幾つで死んだおばあさんが死ぬ三日くらい前にオナニーをやっていたということすらありました。どうしても信じられない。けれども信じられないことが実際にある。年を取ったら老人だと思うのは間違いであって、やはり最後まで若い人もある。

けれども割合早く年を取るのは捻れ型です。うるさいのがたちまちにして好々爺になる。昔は頑固で強情だったのがたちまち人がよくなったなどというのは捻れ型で、真直ぐに伸びようとする力がなくなってしまったのです。その捻れている方向には絶対に頑固だけれども、それ以外には全く抵抗力がない。ですから年寄りの腰の捻れ具合を観るということは、その頑固状態を測定できると共に、その好々爺状態も計算できるのです。ですから尻を振って歩くとか、靴を片方は前、片方は後を減らして歩くとかいう捻れ状態は、ただ尻の振り方とか靴の減り方にだけ意味があるのではなくて、そういうように体を使う人の体癖状態、あるいは、感受性状況を知る手懸りになるものですから、興味をもって調べる必要があると思う。

闘争的特徴——猿的闘志

捻っている人の一番の特徴は、闘争的だということです。すぐ「何を」とムキになる。捻れ型でない人でも、「何を」と身構える時には、いきなり体を捻るのです。捻れ型の人は絶えずその身構えの状態が続いているのですから、腹の立つことや、闘争したくなるようなことが多くなる。他の人でもエネルギーが余れば発作的、衝動的になってやり過ぎるのに、捻れ型のそれが目につくというのは、闘争的であるために対象をつかまえるやサッと身構えるためである。対象をつかまえると、衝動的に闘争に入っていく、そういう傾向があるために、捻れ型のやり過ぎは普通の場合と違って非常に目につきやすい。九種型の人がやり過ぎたとしても、あることを一心不乱に追究するので、奥深く研究するとか、徹底的に研究するとかいうことになって、やり過ぎということからまぬがれている。上下型の人なら徹底的に頭の中で空想して先の先まで考えるから、慎重だとか、大事をとっているとかいうことで、腰が抜けているといわれてもやり過ぎとは思われない。ところが「何を」と思って殴ってしまったなどというのはそのやり過ぎ度合いが軽度であっても、他人には大変なやり過ぎのように映る。九種のようにある一つことにずーっと集注するようなやり過ぎの仕方に比べて、闘争的なやり過ぎは非常に損な訳です。二種の人の鬱散ならばしゃべるということで済むが、捻れ型のように「何を」「何くそ」とやると、それだけでは済まないから、つい目につく。

そこで衝動的なやり過ぎは七種や八種の特徴のようについ考えられてしまうけれど、それは七種や八種の感受性傾向の中に闘争的な面が強いということである。何かやろうとすると、勝とうとし、負けまいとする。口を開くと、「勝敗は別にして話をつけよう」などとやる。勝敗を別にしてなどというのは勝敗にこだわっているからである。物を買おうとして値切っても、まけてくれなければ負けだと思ってそれを絶対に買わないというように、値切ることまで勝った負けたにつながる。この間、脳溢血をやったあるお爺さんは、御飯を八杯食べて、またもう一杯食べて、帰ってきて脳溢血を起こしたのですが、「どうして七十を越してそんなに食べるのか」と訊いたら、「いや、若い奴が生意気にも七杯食って威張っていたから、何くそと思って八杯食べた」と言う。やはり勝ち負けがある。七十を越していて、整体指導者でありながら、若い者が七杯食べたというので、癪に障って八杯食べて脳溢血を起こした。そんなことはしなくてもよいと思うのだが、やはりやってしまう。今はもう治って働いていますが、若い者が持てないという重い物があると、「若い者は駄目だ」と言って持ち上げる。「そういうようなことをやるからまたひっくり返るんだ」と言うと、「ひっくり返っても、これればっかりはやめられん」と言っていました。ですから七種、八種の捻れ型の感受性傾向では、闘争的だということが第一番である。闘争というのはやはり人間の本能の中にあるのですから、捻れ型も本能型といえないことはないのですが、ただその闘争が人間よりもう一つ先祖の時代の闘争的で、私共はこれを猿的闘志といっていますが、何故そういう言葉を使うのかというと、七種や八種の人の「何くそ」という心の向きを変えるのにはこれが一番よいからです。「君は闘志がある」などと言うと何にでも闘志を出す。大勢の中では迷惑でしようがない。そうかといって、「闘志を出すな」と言うと「何を」と言っていよいよ出す。そこで「お猿の闘志だ」と言うと、余り闘志が出せなくなる。

猿は皆偏平足ですが、片方の足が偏平足だという人はみんな捻れがあるのです。人間は足の三点に力が入るようになってきて、土踏まずができてきた。ところが人間の場合でも猿と同じようにまだ偏平足になっている場合がある。偏平足は力が後に入る。開型にも閉型にも偏平足があるのですが、捻れ型の場合には片側だけが偏平足である。つまりその方向に捻れるのです。お尻を振っているのも捻れ傾向がある。お尻の代わりに肩を振っているのも捻れ傾向である。そういう人は念のために足の裏を見ておくとよい。

泌尿器に感じやすい体癖

生理的感受性では泌尿系の感受性が非常に強い。何かあると泌尿系に感ずる。お母さんが余りうるさいのでその反抗に寝小便する子供がありますが、そういうのはやはり捻れる傾向がある。試験場に入ってサッと緊張した途端に、小便がしたくなったというのも同じである。何かを一生懸命我慢しているとか、汽車を待っていてもう五分で来るという時になっていきなり小便がしたくなる。精神、あるいは感情の緊張が、まず泌尿系の変動として現われるというのが捻れ型の特徴です。ですから捻れ型の人の風邪を見たならば、泌尿系に影響があるのだと見てよい。よく咽喉が腫れると、膀胱炎や腎臓炎の余病を起こす人がありますが、それは当然捻れ型の人であります。本当は余病ではなくて、そういう泌尿系の過敏な傾向が咽喉を毀しやすいということで、胸椎の十番が捻れると、対応して頸椎の六番が逆に捻れる。従って腰の捻れている側の逆側の咽喉を患う。それが特徴です。

ともかくいろいろなことが尿意になる。ひどいのは性欲が尿意になってしまう人もあります。尿意が頻繁になったという場合には、性欲の変形である場合がよくありまして、最近家庭の主婦で膀胱炎を起こしてしょっちゅう小便に行きたくなるのを調べていくと、そういう場合には御亭主の方の生殖器の能力が落ちてしまっている。すると分散されない性欲が尿意頻繁という形で処理される。そのために膀胱炎か淋病ではないかと思ってしまうのですが、そうではなくて捻れ型の人の性欲の変形現象である場合が非常に多い。

捻れ型は腰椎の三番が捻れている場合には、異常を起こさないが、それ以外の脊椎が捻れると異常を起こす。だからその捻れを探すことが最初の観察対象になる。腰椎の三番や胸椎の五番で捻れている時にはただ咽喉の過敏であるとか、目とか、泌尿系が悪くなっているとかいうことだけなのですが、そこ以外の場処が捻れている場合、例えば胸椎の六番が捻れているというような場合ならば、泌尿系の胃袋現象であり、それは胃酸過多である。体の中の血液に酸が多くなってくると腎臓でその尿酸を分離して処理し、その余りが胃袋にいって胃酸となって働く。それが腎臓の機能が不完全なために処理されない酸が多くなって胃酸過多現象を起こす。煙草の飲み過ぎ、筋肉の使い過ぎ、食べ物の偏りによって起こる胃酸過多よりも、泌尿系異常による胃酸過多は非常に多いので、胸椎の六番がもし捻れている場合には、捻れ現象としての胃酸過多を想像すべきである。

また胸椎の十一番に捻れ現象が起きた場合には、睾丸とか卵巣とかいうものに影響があり、それらがくたびれ切ったというべきなのです。あるいは男性ホルモンなり女性ホルモンなりに偏り状態があると見るべきであります。そういう訳で腰椎三番以外の捻れを確かめる。

唾液が多い

捻れ型は湿気が多くなると皆体が重くなります。それは湿気が多くなると皮膚から鬱散しなくなるからです。鬱散しなければ小便として排泄すればよいのに、捻れ型は小便の出が悪いために鬱滞して体が重くなる。唾液が多いのもその特徴の一つであります。最近唾液にはある種の性ホルモンが入っていてそれが若返りの効果をもっていることが判ったが、昔から唾を蓄えて飲むというのは仙術の一つになっておりました。それは別として泌尿系の異常と唾液の異常と関係があって、そのために歯槽膿漏になるのは捻れ型の人が圧倒的に多い。口角泡を飛ばして……などというのはやはり捻れ型の特徴です。よく食べ物がないのによだれを出している。「賞与はいつだ」などと言うと、舌をなめ回して「明後日だ」などと言う。逆に疲れると口が渇いてしまうというのも捻れの逆現象です。

捻れ型のもろさと強くする法

捻れ型のもう一つの特徴は体の異常を感じることが非常に遅いということで、彼が異常を感じる時はかなりひどくなってからだということである。言いかえればもろいのです。だから捻れ型の訴えをきいて処理するということは多少とも遅いということであります。

また、捻れて力の入っている方向には非常に強いが、力の入っていない方向には弱い。普通ならば平均しているのに、一方に固定してしまっている。そこで強い者には恐ろしく弱いが、弱い者には強いという特徴が出てくる。片一方でペコペコしながら他方では「おい、なんだ、そうしておけ」などとやる。病気を頑張る時にもそれがあって、「何くそ」と闘病精神を湧かせて恐ろしく勢いのよい頑張り方をしていながら、いよいよいけないというところに来ると、もう一つ頑張れば良くなるかも知れないのに、そこが頑張れなくて、どぶ鼠のようにしょげきって、何とかならないかと救いを求めてくる。土壇場までは頑張るが土壇場が非常にもろい。いや土壇場でなくても、土壇場を空想しただけで頑張れなくなる。だから捻れ型の人には頑張らせないことが一番よい。今日来た捻れ型の人は目が見えなくなった。それで「目が見えるようになるだろうか」と言う。「それにはいろいろ難しい問題がある。あなたのような体型の人には余り難しいことはできない。何故かというと終わりまで辛抱ができないからだ。だから現状維持というところですな、それならやる」。そうしたら「だんだん悪くなる、現状維持でも結構だ」と言う。それで念のために「今まではだんだん悪くなって見えなくなってきたのですね」と訊いた。「そうです、見えていたのが日毎に見えなくなった」と言う。「特にここのところは全く見えない状態なのですね」と訊いたら、全く見えないと言う。「じゃあ現状維持というと全く見えないというのと同じになるが、それでもいいのですか」と訊いたら、「いいんです」と言う。「それではつまらないから私の方で遠慮する。私は、反応が起こって苦しんでも何でもよいから良くしてくれということを期待して、あなたに今のような質問をした。無理をしないなら現状維持、良くするには反応を覚悟しなければならない。あなたは現状維持の方を取った。現在見えないのだから、これ以上見えなくても同じことだ。それならやる必要がない」と言ったら、「でも観て下さい」と言う。「じゃあ来年の今日いらっしゃい」「大丈夫でしょうか」「絶対に見えるようにならない」そういう問答をしたのですが、捻れの人には絶対に無理をしない。恐らく一カ月たたないうちに、「どんな反応でも辛抱するからやってくれ」と言ってくるに相違ないのです。そうなったら証人をたてようと思っています。捻れの人にはそれくらいの構えが要る。弱い人を強くするには何回かつきはなす。治ると思えば何くそと思って頑張ってしまう。だから風邪など何もしないで頑張ってしまう。胃が痛いといっても何もしないで頑張ってしまう。食べ過ぎたり飲み過ぎてお腹が痛いといっても、また食べ過ぎたり飲み過ぎたりする。闘っている相手が弱い時には無闇に強い。けれども相手が強い時には極めて弱い。だから誰かが「癌じゃないか」と言うともう弱ってしまう。そういう傾向があるので、鍛練してから共同行動にかかる。それまでは一人で頑張らせておく。一人で気張っている時間が長いほど本当の強さは出てくる。つまり闘争には必ず対象があるのです。だから必ず見物人が要る。Kさんが「アイタタタ」などと言いながら、周りを見て「あ、誰もいないのか」と言って、途端に痛いと言わなくなってしまったが、闘っているのを見てくれる人とか、悪いとか言ってくれる対象を絶えず意識しているのです、見物人がいると強い、いないと弱い。いる時は公明正大、いない時は卑怯だということは珍しくない。

かかりやすい病気

捻れ型の病気の中で今わりに多いのは帯状疱疹という水疱が帯のように出てくるものである。普通神経痛をやった人がその神経経路にそってできる。それを薬をつけて治そうとしていますが、非常に治りにくい。しかし、帯状疱疹のできている始めと終わりにある硬結と恥骨とを押さえると、五日もたてばなくなってしまう。神経痛やリューマチも捻れ型の人が圧倒的に多い。特に神経痛は捻れ型の特徴である。ゴウト(痛風)という病気がありますが、これもほとんど捻れ型の人のやる病気です。ジョンソンとマルクスの共通点は共に痛風をもっていることであり、痛風をもっている人に共通した性格は闘争的で独裁的だというようなことがアメリカの雑誌に出ていましたが、それは痛風は病気としてより体癖としてあるということを示しているのだと思う。白内障になる人達がありますが、これも捻れ体癖の潜在している体型であります。

捻れ型の子供の指導

強情とか頑固とかいうのは方向転換がきかなくなって、一方にだけ偏っている現象ですが、これは捻れの固定した状態です。信仰、信念が強いというのも捻れ現象です。ですから何かに凝ってガッチリ頑張っているという中には捻れがあります。捻れは毀したり闘争したりすることが得意ですから、それらと信仰ということが結びつくと、捻れの人は俄然強くなる。建設すること、黙々と努力すること、黙っていることを組み合せて信仰に結びつけようとしても、捻れ型にはできない。太鼓を叩くとかいうのは捻れ的な動作です。サーカスが太鼓を叩いたりなどして囃し立てると野次馬が集まるが、その大部分の人が捻れ型の人である。従って捻れというのはそういう面では非常に行動的なのです。

ですから捻れの子供達を教える時には、「こうしてはいけない」「こうしなさい」「ああしなさい」というやり方では駄目なのです。「それをやってごらんなさい。ほらね、駄目だったでしょう」と教えて行けば判るのです。「こうすればこうなる。こうなるからやってはいけない」と空想を使うような言い方では、彼等には判らないのです。判らないだけでなくて反抗が起こるのです。転んだ時に「だから転ぶじゃないの、気をつけるのよ」と言ってお尻でも叩いておけば、反抗しないで丁寧に受け入れてしまうのです。何故かというと、転んだ時ならば、行動に結びついているからなのです。もし九種だったなら、転んだ上に叩かれて、また痛くされたといって、カンカンになって怒るが、七種はそうではないのです。そういう時にやられると、ごもっともだと思って受け入れてしまう。だから七種の子供を指導するには全く求心的でなければならない。求心的というのは外側から具体的に教えることで、転んで起こす時に「急ぐから転ぶんですよ、駄目じゃないの」とやっておけばよい。そうすればサッと入る。前もって「急いだら転ぶよ」と教えても駄目なのです。

子供だけかと思ったら大人でもそうなのです。捻れの人を使う方法は信賞必罰、「これをやったらこれをあげる、できなかったらあげないよ」と。捻れの人にはそういう理屈がよく判るのです。もしも開閉型ならば「できようとできまいと、やったことはやったのだから、その労力に対して同じ報酬があってしかるべきだ」とそう思う。ところが捻れ型の人は「できたらやる」「できなかったらやらない」という方がよく判るのです。しかも初めに四つ貰って、あとから三つ貰う方が、初めに三つ貰って、あとから四つ貰うよりずっと嬉しいのです。それが捻れ型の特徴なのであります。

捻れ型の気力を出す体操

捻れ型には倦《う》まず弛《たゆ》まず努力することや、どんな闘いにも真正面から堂々と悪びれず立ち向かい、勝っている間は絶対に強いという面がある。ですから、負け戦さには東北出身の兵隊を使い、勝ち戦さには九州の兵隊を使うことが日本の操兵の原則になっていたそうですが、そういう傾向がある。捻れ型は勢いにのれば、どこまでも進めて疲れない。そういう体力もあるということです。ただ体力にはある偏りがある。片方では非常に強いが片方では弱いとか、病気になってもあるところでは頑張れるのに、あるところでは全然頑張りがきかないという面があって、その点はもろい。あるところまで頑張ってボソボソと参る。それは体力の偏りのためだから、逆に言えば、そういう偏っている体力を平均するようにするだけのことで、かなり強い体力を喚び起こすことができる。そこで七、八種の整体体操を行なうと、体の弱っていたのが急に力が出てきたというような結果をもたらすことは珍しくないのです。では捻れを正すと何故熱のあったのが下がったか、何故痛がっていたのが痛くなくなったか、今まで鈍っていたのが何故痛くなったか、今まで弱っていたのが何故希望をもって前へ進み出そうとするのかというと、これは判らない。どういう器官をどういうふうに刺戟してというその行程は判らないが、ともかく、その体操をやると、当人が自分でも訳が判らないのに不思議にフッと気力が湧いて耐えられる。それならこの体操が気力を出す体操かと思って他の人がやっても全然駄目である。子癇《しかん》になりかけて、次に発作を起こしたら死ぬという場合でも、捻れを矯正するとそれっきり産んでしまう。だから捻れの人の捻れ体操というのは考えている以上に効果をあげるということです。

八種体癖

体を捻るというのは、弱い処を強くする方法なのです。捻るのは弱い処がある場合にそれを強くする方法で、強くして使うための方便的な手段である。普段捻れていないのに、何かあると捻って動作する人がよくありますが、それは補強方法なのです。

だから八種はいつでも気張る。そして話すことといえば、例えば魚を釣ったということでも、「どのくらいのか」と訊くと「こんなやつを釣りました」と言う。それで見てみると、その半分くらいなのです。そこで子供達が傍で「これくらいじゃないか」と言うと、「いや、これくらいだ、こんなに大きいのだ」というように、相手があって対立すると、だんだん気張ってくる。おまけに気張っていくうちに自分でもそれを「そうだ」と思い込んで、だんだん実際に二倍も三倍もあるというふうに思ってしまうのです。

常にそういうような傾向があって、例えば、どこかへ行ってくる。「どれくらい集まったか」と訊くと「相当集まりました」と答える。「相当というような表現をしないで正確な人数は」と訊くと、案の定「三人」とか「五人」とかいうことになるのですが、そういうような表現の中にも八種的な気張りが現われております。

以前、私の処におりましたYさんも八種で、お手伝いさんがつけてくれる御飯の量が誰々さんのより少なかったと、怒って飛び出したことがありましたが、そういう場合でも「君がいなければ困る」と言ってもらえるだろうとか、誰かが引き止めてくれるだろうとかいうことで飛び出すのです。まあ、そこで引き止めてもらえれば大いに自分の存在価値が上がる訳ですから、それを期待して時々スネたりするが、そういうことも捻れ表現の一種で、奥さんがよく不貞腐《ふてくさ》れて「そんなら私、出て行きますわ」なんて言うのも大抵、捻れ的な要素で、それは七種の捻れ方なのです。

ところが八種の場合には、そういうふうに捻れて二倍、三倍とつり上げていって、それを二、三回、人に話していると、自分でもそういうつもりになってしまうのです。自分でもいつの間にか、これくらいあるのだというように思い込んでしまう。

八種にはどうもそういうような欠点がありまして、対人的に話をしている時に、いわゆるハッタリが強いと言ったらいいでしょうか、そのハッタリが強いために、相手にそれが魅力になって、「うん、大丈夫だ。必ず治る」なんて言う。言われた人は嬉しくなって彼に任せるかもしれないが、必ず治るという成算があるかというと、ないのです。ただ、何回か言っているうちに、自分でも治せるように思い込む。何事をやっても、進むことはできても引っ込みがつかない。八種の中にはそういう気張りというか、誇張というものが絶えずつきまとうのです。もちろん前後型の人にも上下型の人にも気張りはあります。皆それぞれ気張りはあります。ただ上下の気張りは、相手がなくとも気張っていられる。多勢を対象にして考える、そして人に笑われないようにしたいというように、多勢を対象にして気張っているのです。三種の気張りならば、もっと自分は綺麗だと自分でも思い込みたい、人にも思わせたいというので気張っております。

ところが八種の気張りには必ず相手があるのです。誰々に対して気張っている。だから「誰々より優秀だ」と言われなければ、どんなに褒められても気張りは止まらないのです。誰々より優秀だと認められると、ガタッと気張りがなくなってしまう。そこでもののけがとれたように普通になるけれども、またそのうち他のことで気張りだす。五種のように、自分に対して気張っている、例えば石をポンと蹴ってみて、この次はもっと遠くに飛ばそうというように、自分のやることに対して気張っているのと違って、八種の気張りはいつでも、ある特定の人と対立して気張っているのです。

八種の人に一生懸命努力させようとしたら「誰々よりまだ下手だ」とか「誰々ほどまだいっていない」と言うと、俄然馬力がかかってくる。「まだ駄目だ、努力が足りない」と言ったのではエンジンがかからない。「誰々より駄目だ」とか「誰々に比べるとこれだけ落ちている」というように言うと、いくらでも気張れるのです。「まだ掃除が行き届かない、綺麗でないよ」と言っても平気なのです。翌日はもっと汚いかもしれない。ところがその時「誰々は綺麗に掃除したが、君の掃除は汚いな」と言うと、翌日は、その誰々の掃除したのより必ず綺麗にやる。そこで「誰々よりよくやった」と言うと、その次もその次もそれを保とうとするように、絶えずどこかに対立する相手、しかも特定の個人がいるということが八種の気張りの特徴なのです。

だから「天下国家のためにやれ」というような指導では、駄目なのです。「誰々を打ち負かせ」とか「誰々より弱いぞ」とか「誰々を追い越せ」とやると、全く下らないようなことにまで、そういうような相手を見出して頑張っていくのです。「誰々は五時に起きた、だったら俺は四時五十五分に起きるぞ」と、それならできるのです。ただ「早起きしろ」と言われても、「早起きは健康に良い」と言われても、「早起きしなくてはお前の仕事が全うできないではないか」と言われても駄目なのに、「誰々は五時に起きる、彼は早いな」と言われると、八種は四時五十五分に起きる。

八種の指導――努力の対象に過去の人物をおく

八種の指導というのは、そういう対立する個人を描き出す。それが一番いい方法でありますが、ただ、ある特定の個人といっても、「君の左側の人の方が君より能力が優《まさ》る」と言うとムキになって一生懸命にやるので効果は大きいけれども、その相手を追い越そうという心が、同時に、相手を憎む心まで喚び起こしてしまうのです。それは物事を完成するという面ではよくないのです。競争心とかいうのは、使い方によって非常によいのですけれども、よく小学校などで先生にペコペコしてそれで成績を上げているのや、一生懸命それを見せているなどというのは八種的、あるいは七種的な捻れの素質のある子供が多くて、現実にある友達と競争するということで困った面が生じるのです。それで完全に相手に負けたとなると、今度は手段を選ばなくなり、卑怯なことでも何でもやってそれに打ち勝とうとする。そういう面があるので、競争心をあおるのには非常に危険な体癖なのです。けれども競争心をあおると非常に能率よく働ける。そしてその競争心の中に、もう一つ頑張らなくてはならないものを入れてやると、普通では出ないような馬力が出てくるのです。火事になったというような場合に「誰々では飛び込めないな」と言うと、パッと飛び込んで行って、火傷など厭わないだけのエネルギーが喚び出せるのです。

けれども現実の問題として、誰かと対立させるということは非常に便利だけれども、それを奨励すれば混乱を起こすことになる。そこで、過去の誰かを対象に気張りをもたせるという方法をとる。豊臣秀吉だって偉いには違いないが、過去の人物だから、それと比べさせることがよいのです。比べれば、秀吉を相手にだって気張れる。カマキリという昆虫がそういう傾向をもっていますが、何かカマキリ的な気張りようができるのです。だから過去の人物をもってくると、当人自身の心のもちようにもそういう面での励みができてくるのです。〝木下藤吉郎は草履を懐に入れて主君のために温めた〟となると、自分でもそれがやりたくて仕方がない。あいにく私は朴歯の下駄を履いていますので、あれでは懐に入り切らないので困るらしいけれども、藤吉郎でなくとも、リンカーンでも誰でもよいのです。

今日も気の弱い人が来て「エジソンは職業を何度となく変えたのですね」と言う。そして自分が職業を変えるのは偶然ではないと、エジソンよりもっと多く変えるつもりになっている。

そういうことで八種は、自分の気持ちの中にあって自分を支えているものが、特定の個人の、特定の行為なのです。だからそれが現実であろうと、過去であろうと、未来であろうと問題にならない。しかし未来のことは特定のという訳にはいかないし、現実のことでは他人が迷惑を被るから、なるべく過去から選り出してそれを特定の対象として与えるということが、八種の緊張誘導法として使える方法なのです。

相手の闘争心を引き出す八種体癖

上下型の人に、過去の事象を空想させて気張らせようとしてもなかなか難しいのに、八種の場合にはやさしい。その主観は過去も現在も乗り越えて、というよりも混同してしまうのです。「朝四時から起きて夜中の二時まで勉強していた人があるよ、とても君には無理だろうが」と言うと、「誰ですか」「二宮金次郎だ」と答えると、もう頑張る。過去ということも何もかも、そういうことは全て超越してしまって、ともかくそういう男がいるならそれに優ろうとする。

「立志伝」などを読んで発奮するなどというのは人間共通のものです。誰でもそういう中に特定の相手があると、その気張りが持続できるのです。特定の相手に対していつも気張っているとか、特定の相手の欠点が出た場合に、みるみるうちにペシャンコとなってしまうとかいうようなことは八種体癖の特徴でありまして、それは逆に言うと、強い人には弱く、弱い人には強い、そういう性質が出てくるもとで、その強い人に対する自分の弱さを非常に強く感じるために気張りが出、捻れが出てくるのです。

だから捻れ体癖というのは、そういう誇張したり、気張ったり、一生懸命努力したり、対立したりするという特徴があるのですが、今度はあべこべに、何ら対抗心のないような人にまで対立する心を起こさせるというはたらきをもっているのです。だから、競争する心の弱い人達を八種と組み合せると、いつの間にか強くなっている。何ともない人でも、こういう八種的な誇張を聞かせられると、「そうじゃない、これくらいの魚だよ」と言いたくなる。それに負けずに八種がサッと手の幅を広げると、負けずに、「そんなに大きくはなかった」とやる。その両方の手の幅を見ていくと、だんだん差が出てくる。やはり作られていくのです。

だから八種の人が物事をやっていこうとする場合に一番困るのは、いつでもそういう対立者が出やすいことで、しかも八種がまたその対立ということに非常にムキになる。その対立者が上下型の場合は、客観的な状態を否《いな》むものを憎むという特徴があるので、そういう場合、最も強い反対者になる。また五種のように利害得失のハッキリ判る者にとっては、鼻もちならない感じがする。現実の計算など何もなくていきなり飛び込んでいく、負けるのを承知で喧嘩するというようなことは、五種的な体癖から見れば鼻もちならないのに、八種はそれをやる。捻れ的な勝とう負けまいが、負けまい、負けまいとする傾向にいよいよ強くなって、勝つという当てがなくとも負けまいとして動作してゆく。

女の八種との違い

そういう八種的な特徴は男の場合であって、女の八種にも多少はそういう傾向があるけれども、女はその誇張はそれほど邪魔にならないのです。お白粉が濃くなるとか、声が大きくなるとかいうくらいです。

八種というのは声が大きくて、歌を唄う人達には八種がとても多い。七、八種というのは唄っていても、唄わなくても声が大きくて、声の大きさで人を引きつけていく。男の八種が「これくらいだ」と言って表現の大きさでその内容を示したり、その誇張をハッタリに使ったりするけれども、女の八種の場合には言葉の表現ではなくて、声の大きさで示す。だから下らない喧嘩なのに、壁に耳を当てなくとも隣まで聞こえるような声を出しているのは八種と見て間違いない。

八種の女の人の特徴は、そういう誇張が声になり、お化粧になりして、言葉や動作に余りつながらないということです。だから「やりたくないわ」と言って何にもやらない。八種は、男なら人の倍働くのに、女は働かない。「だって面倒なんですもの」と言ってプッと不貞腐れている。八種のふくれというのは何でふくれているのか他人には判らない。何かがあって、そしてプッとふくれる。「あの人は私より綺麗だ」と思っただけでプッとふくれるのです。ふくれれば、いよいよみっともないだけなのに、敢えてそれをする。

この間も「あの人はホクロが二つあるよ」と言ったら、「私は七つあります」と言った人がありました。何も顔についたホクロの数まで争うには及ぶまいと思ったのですが、そう言った男がいたのです。八種でも、男ならそういうようにすぐ行為になるのに、女は面倒になり怠慢になる。だから掃除も何もしない。それなのに「掃除がしてない」と言われるとプッとふくれる。それでやるかというと、やらない。だから男の場合と女の場合では、同じ八種でもかなり相違がある。だから体癖を論じても共通しているのはある部分だけで、全体としては非常に違うので、男女の違いということは別個に考えなくてはならないのです。

例えば男の三種は寛大です。清濁併せ呑み、親分になることができるが、女の三種は掃除は面倒、整理整頓はやれない、作る方は楽しいが、後片付けはくたびれるというように、男なら併せ呑むという特徴が、女の場合には褒められそうなことはセッセとやるが、何もかも一緒くたにして整理できないというように、男と女ではまた違うのです。

八種の体量配分の特徴

八種体癖の体量配分の特徴は全体に後が重いということです。前が重いのは七種体癖です。そうして八種は右の前、左の後というように配分が必ず捻れている。下駄も捻れて減るが、体量配分も捻れている。汗をかいても開閉型は腰から下、上下型は上体、左右型は片側ずつかくが、捻れは上が左なら下は右というかき方をします。

前が重いのは七種、後が重いのが八種ですから体量配分計で計ればすぐ判るが、判らなかったら下駄なり靴なりを見ると、八種体癖の場合には、前はいつでも小指側が減っているのです。全体として後、前は小指側に力がかかるのが八種の特徴です。つまりだんだん外側に力が入るのです。親指の力が外に移って、小指にかかっていた力がもっと外にずれると、倒れてしまう。他の指はどんなにはずしても倒れない。そのひっくり返る間際の力は、捻って内側にやるより他ない。それで歩く時に必ずお尻を振るということになりますので、行動観察から八種体癖を観ることも、割合に間違わずにできます。

開閉型　九種、十種体癖

九種体癖

体全体の収縮・弛緩に特徴のある開閉型

九種も十種も、体のある部分が、という場処的な収縮特性ではなくて、全体の筋肉の収縮、あるいはエネルギーの集注が非常に速いこと、遅いことに特徴があるのです。体癖とは分散の特徴、反応の起こる特徴、運動の特徴、感じ方の特徴、咄嗟の時に思わずしてしまう動作の特徴なのです。笑いでも皆意識しないでやっているけれども、いろいろな笑い方がありますね。この間綺麗な人が来ました。とても静かな感じのいい人でしたが、その人が突然、男のような笑い方でアッハッハと笑っている。綺麗だなと思っていたのでちょっとガッカリしましたが、そういうのは五種の特性なのです。

思わず何かした時には体癖的なものが出てしまうのです。けれども九種や十種というのは、そういう部分部分の特性ではなくて、全体の動きが速い、あるいは遅いという特性があるのです。

九種というのは集注する速度が非常に速い。集注力があって緻密だといわれる系統の動きをするのが九種の人で、それを他の体癖の人と比較してみると面白いのです。例えばある人が「これこれ、こういうようにしなさい」と言ったら、すぐにそれをその通りにするのが一種、二種という上下型なのです。ところがそう言われなくても、その方が自分に都合がよいということが判るとサッとやるのが五種、六種という前後型の人で、よく人にも「この方が儲かるぞ」などと教えているのです。ゴルフなど習っていて、こういうフォームがよいと教えられると、上下型の人は教えられたからとすぐその通りにする。ところが前後型の人は〝そうする方が人の目につくかな〟と考えて、そうだと判るとサッとやってしまう。ところが九種の人は教わったようにはやらないのです。〝どういう訳でこういうように教えるのだろうか〟と思うのです。そう考えて、納得がゆけばやるが、納得しないうちは絶対にやらない。だから「すぐにやりなさい」と言われても決してやらない。

こういう例は感受性特性のある部分を現わしているといえますが、とにかく九種は

〝何故そうすることがよいのか〟ということを納得しなければやらない。いや、できないのです。上下型とか前後型とかいうのはその点は得で、上下型に「ただこの通りにやればいいぞ」と言うとやる。五種には「こうやったら得だぞ」とか「こうやったら早く上手になるぞ」と言えば、何も考えずにすぐやってしまう。ところが九種の場合はそうしないのです。だからよく物事を考え、強情で、なかなかいうことをきかない子供がいたら、九種ではないだろうかと見るべきです。

骨盤の開閉度合が大きい閉型

風呂に入った時などに見るとよく判るのですが、見かけは小さいのに着物を脱ぐと筋肉がついて立派だというような体なら九種だと思って間違いない。そして股関節から膝までの間が長いという独特な体型をしている。また運動面からいえば、骨盤が開いたり縮んだりする動きが他の人より大きい、つまり骨盤が開閉する度合が大きいのです。サッと身構える場合でも、上下型や前後型が身構えたのでは腰が充分に下げられないのです。そこでお尻を後につき出すのですが、九種なら下腹に力が入ってサッと身構えられる。そういう骨盤が開いたり縮んだりする動きがやりやすいのです。だから女の場合には月経がキチンとあり、子供がたくさん産まれるということですが、それらはみんな骨盤の開閉の問題なのです。九種の特徴は年を取るに従って縮んで小さくなり、その度合もまた強いということですが、反対に十種は年を取るに従って肥ってきます。

背骨を調べるとよく判るのですが、背骨を押さえてゆくと、開閉型の人は故障のある椎骨はみんな下に落ちています。異常のある椎骨を押す場合、上下型の人は上から押すと痛い、つまり椎骨が上がって異常になっているのです。それが開閉型の人だと、下から押し上げるように押すと痛い。つまり異常のある骨は皆下に落ちているからです。だから下から上にもち上げるとすぐ良くなる。お腹が痛いといっても胸が痛いといっても、背骨をサーッと調べて、下に下がっている椎骨をもち上げるとすぐに止まる。

昔は、左右型の人は骨が左右に動いている、前後型だと飛び出したり引っ込んだりしている、捻れ型だと捻れているというように、背骨の異常状態の特徴で体癖を分けていました。あれは下がり型だとか、上がり型だとか、右型だとか、左型だとか言っていました。最近ではもうそんなことは言わなくなったのですが、自分一人の時はやはり言っているのです。「あの人は下がり型だな」と。そのようにすべて体の動きの特徴は体にちゃんと現われているのです。だから背骨を観てゆくと判りやすいのです。

開閉型の特徴は、骨盤が開いたり縮んだりする運動が激しく、また背骨全体の動きが強靭であるが、異常のある椎骨は皆下がっているというところにあります。骨盤は正中線に対して斜め方向についているので、骨盤の上の縁を基準にすれば、骨盤が開けば下がり、縮めば上がるように見えるのです。それは横から見ればよく判るのですが、閉型はお尻が出て丸くなっている。ところが開型だと、腰の幅はあるのにお尻は平らになっています。

私は九種体癖なのですが、この間テレビでインドのシタールという楽器を演奏している人を見ました。その人を見て、一瞬自分ではないかなと見直したくらいで、ほんとにソックリなのです。容貌まで自分と似た人を見つけるというのは珍しいのですが、その人の音楽家としての性格や何かを説明書で読んでみると、実にそっくりなのです。その人が楽器を弾き出すと三日間くらい弾いている、いつ食事をするか判らない、その人が寝たのを見たことがないとか何とか、不思議な人のように言っているけれど、どうもこれは自分と同類だなと思った。同類の中には時々体の恰好まで似ているのもありますが、多くは体の恰好よりも運動の特性が似ているのです。九種体癖というのは収縮する力が強いのですから、まず縮む力が強い人があったら九種ではないかと考えてもいい。

しゃがむと楽な九種、しゃがめない十種

体量配分を計ってみるとすぐに判るのですが、前後差では前が半分以上重くなり、しかも前の内側なり外側なりに集注している傾向があれば、開閉型素質があると考えてほとんど間違いない。特にしゃがむ姿勢において、前に全部力がかかってしまって、後はゼロに近くなるというのは、腰が非常に硬くてしゃがめない人以外は閉型なのです。反対に、しゃがんだ時に半分以上後にかかってしまって、前の外側に多少残っているというバランスをとるのは閉型なのです。またしゃがんだ場合でも、しゃがみ切れずに内側が重いという場合がありますが、これは開型です。しゃがみ切る少し手前にそういう現象が起こる。何故なら腰椎四番、五番の動きが悪いと、動作が途中でストップしてしまい、思っているように動けないからです。スムーズに動けば、外側の重くなるところまでしゃがめます。

だからしゃがむ姿勢が得意な閉型の人はみんな便所が長い。日本風の便所はしゃがむのが得意な人に適しているからですが、閉型以外の人は余り長いこととしゃがんでいられない。ところが閉型はしゃがんで力を外側にかけていると体が休まるのです。普段絶えず内側に強く集注しているので、しゃがんでいると体が休まる。だから閉型の

人では、四番、五番に故障のない限り、しゃがみ姿勢は弛緩姿勢なのです。けれども、同時に、頭に血が行くので頭がよく働く姿勢でもあります。だから便所の中でいろいろな考えごとをするとよいのです。便所の中に電話を持ち込んで、そこでいろいろと打ち合わせをしている人がいました。いつも便所で電話しているのです。閉型の人でしたが、いくらでもしゃがんでいられる。ところがあんまりしゃがむのは体に良くないとか言って洋式の便器にしました。「これなら電話も楽にかけられる」と言っていましたが「洋式の便器にしたら全然頭が働かない、やっぱりしゃがまなくては駄目だ」とか言っていましたが、その体に合わないからです。

いつも言っているように、人間の立姿を保つ理由は、拇指の根元に力が入ることですから、立姿において拇指の根元に力が入れば入るほど、立姿的緊張度合が保たれるという訳ですし、反対に力が外側に行けば行くほど、充分弛緩できるという訳です。開閉型というのは体全体が弛むか、あるいは緊まるかという点に特徴がある体癖ですが、人間の立姿を保つ上での特色を端的に現わしてもいる訳です。

九種の感受性特性

閉型は、普通の人の緊張度合よりもはるかに烈しく緊張することができる。烈しいといわれるのは、普通の人よりずっと大きくエネルギーの集注が行なわれるからです。もちろん体の緊張はエネルギーの集注によって行なわれるのだから、緊張が素早く行なわれる閉型においては当然、集注も烈しいということになる。

逆に開型は、分散することができる体癖です。亭主が嫌なことを言っても、翌日になるとケロッと忘れていられる。嫌なことを嫌だと思いつめていても、相手が涙など出すと、前の嫌なことをケロッと忘れて、サッと相手の身になって考えてやれるというように、分散のスムーズなのが開型の特徴です。だから開型がすこぶる親切で、閉型がすこぶるきびしいのはそういう理由によるのです。けれどもそれも、もとはといえば体の問題から生じている。当人の問題に帰するより、体の構造がそうなっているというように考える方が正しい。開型が親切だといっても、別段当人が寛大にしている訳ではない。だからやっている当人は自分でも寛大だなどとは気づいていないのです。

けれども開閉型を語るとなると、どうしてもエネルギーの集注分散という問題にポイントを置かざるを得ないことになります。エネルギーの集注分散が烈しければ烈しいほど、集注分散の様式がいろいろな体癖状況になってくるのですから、体癖修正といっても潜在意識教育といっても、まずそのエネルギーの集注分散を考えてゆかねばならないのです。

体癖といえばまず体運動習性と、その数量的現われである体量配分移動特性を問題にするが、閉型にいたっては、どうしてもただ単純に、しゃがんだ配分がどうだからこうだといって、それをもって閉型だというだけでは九種的な力は説明できない。九種は集注する力が烈しいのです。そのために何か刺戟を受けると内攻し、内攻したものは凝固するという傾向があることを申さねばならない。

普通の人の凝固というのは、骨折り努力して長年集注しないとそうならないのに、九種の場合は、咄嗟にサッと凝固する。だから嫌だなあと思ったことがサッと体の中に固まってしまう。いったん固まってしまったら、他にどんなに愉快なことがあっても、ドライアイスを入れたようなもので、他のものまでどんどん固まらせてしまい、なかなかとけない。だから十年前の恨みでも昨日のように覚えている。三十年前のくやしいことでも、今くやしかったと同じように感じている。上下型が意識よりも空想に非常に敏感で、左右型が意識しないのに空想に動かされているのに対して、閉型は空想から次の空想をよんでこれを結びつけてゆく。そういうことで現実感がなくなってしまう。だから九種の凝固した場合には、現実的感覚も何もない。三十年前にくやしい思いをしたのを想い出したら最後、体中がくやしくなってしまう。今現実に愉快なことがあっても、それとは無関係に、その時の感情に動かされて行動してゆく。全身火のようになって行動できる。今の愉快なこと、今の地位や名誉を保つなどということは眼中にない。

集注力と持続力

九種の特徴は、物事に対してうるさい、いわゆるこまかい処に、すみずみまで気が行き届いてきびしいという傾向があることです。集注する時はガーッと集注する。だからすることは理路整然として隙がない。それは感受性の面でも同じで、ややもすると口やかましいということになるが、それが物事に対しては、しつこく食い下がるという特徴となり、時として執念深く見えることもある。エネルギーの集注にも、いろいろな現われ方の違いはあるとしても、とにかくガーッと集注する力があるのが九種体癖の特徴です。

私の子供に九種の子がいますが、昔は家に庭がなかったので、よく車で遊びに連れて行きました。池に石を投げて遊んでいましたが、投げ始めるとなかなか帰ろうと言わない。それで「どうしましょう」と電話がかかってきた。「飽きるまでやらせればいいじゃないか、そうすればもうそれからはやろうと言わないだろう」と答えた。そしたらまた「五時間投げていてもまだやると言うのですが……」という電話がかかってきたことがありました。また、クリスマス・キャロルという童話の本を夏中、毎晩人に読ませて眠るということがありました。お弟子さんの方が飽きてしまって、とばして読むと「違う」と言って読み直させるそうです。もう一人の子はピーターパンの映画が気に入って、十六回も見に行き、連れてゆく人を閉口させていました。そして自分は冬中、緑のシャツとパンツを作らせて、それ一枚で遊んでいたということがありました。

そういうように、九種はいったん集注するとガーッと集注する。集注する長さが非常に長い。それが感受性の面の特徴です。それが時に執拗に見られたり、しつこくなったりするということです。

〝何故そうなのだろうか〟

九種のもう一つの特徴は〝何故そうなのだろうか〟という〈何故〉ということにある。例えば「それを食べてごらんなさい、おいしいですよ」と勧められても、〝何故彼は食べたらおいしいなんて、他人の胃袋のことにまで口を出すのだろうか。僕がうまいか、まずいかなんて判りっこないのに。だけど私がおいしかったから、あなたにも多分おいしいでしょうから食べてごらんなさいと言っているのかな、だったらまあ判らないこともないが、まあ食べてごらんなさい、おいしいですからというのでは理屈に合わないじゃないか。何故そういうように僕の胃袋の主権を犯すのだろうか〃という疑問が、一瞬のうちに次々と湧いてくる。私も九種ですから、そういうふうに考えます。例えば人の病気を治すのだって〃何故今この病気を治さなくてはならないのか、この人の訴えているままに苦痛を除いてやることは果たして良いのか悪いのか、もっとこの状態をつきつめていって、それから治した方がよいのか、それとも別の方向に導くだけでよいのか〃といつも考えている。「嘔吐しました、だから止めて下さい」と言ってくる。「だけど悪い物を食べて吐いたら胃袋の健全な証拠、それを何故止めるのか、何故胃薬を飲もうとするのか」と思うのです。「そういうのは頭の方が病気になっているんだから、額に絆創膏を貼った方が効果があるかもしれない。何故病気は治さなければならないのか、昔から病気であれば治すのが当たり前だというだけで、何故治すのか考えていない。苦しんでいる人を助けるのだというけれども、何故苦しんでいるのだろうか。死んだ人は苦しまない、ハンセン病の人は体がくずれたって痛くないのではないか、苦しんでいること自体が病気なんだろうか、苦しむことは病気を予防する方法かもしれない、病気を治す方法かもしれない。それの見究めもしないで、何故病気を治すというのだろうか」。私も九種ですから、ずっとそういうように考えてきたのです。

九種の人が「モシモシ、これが落ちましたよ」と言われたら、彼は「何故落としたものを注意したのだろうか、自分の良心を満たすためか、大勢見ている処だから自分の体裁を繕ったのか、呼びとめて顔をつなぐためか、または僕があまり人相が良いんで気の毒に思って注意してくれたのか」と、瞬間に何故その人はそのようにするのかサッと考えて、相手の行為が納得できた時に、やっとニコニコして「ありがとう」と手を出す。「モシモシ、落ちましたよ」と言われてすぐに「あ、そうですか、どうもありがとう」とは言えない。自分のものだと判りきっていても、サッと手を出すようなことはできない。必ず〝何故相手はそういうことをしたか〟ということを一通り考える、それから手を出すというのが順序で、そうでなければ手を出さない。それで時に注意してくれた人に「敵には注意すべきだ」などと言ってしまうかもしれない。常識ではそういうのはよくない、素直でないことになっているが、常識通りにゆかないのが九種の人なのです。サッと集注して一瞬のうちにそれだけのことを考え、しかも咄嗟の時間にそれだけのことを判断してしまうのです。九種にはそういう特性があるのです。

またそういうことが自分に向かって行なわれると、自分の行為を縛ってしまうことになり、それがだんだん内攻すると、自分を抑える結果となる。自分で納得できない、納得できないから行動できない。そこで「拾った人が勝手に処理したらいいでしょう」と言ってしまって、相手が「あ、そうですか」とそれをポケットに入れてしまったとすると、九種の人はまた取られたことがいかにも残念で、「私のものを取ってしまうなんて理屈に合わない行為だ、そういう理屈に合わないことをするとは何ということだ」と相手に文句を言うかもしれないのです。もし相手が「では拾ったものはここへ落としておきましょう」と言ってスパッと落としてそのまま行ったら、その後で「確かにこれは俺のものだ」と確認して、それから改めて自分で拾うかもしれないのです。ところが「あ、そうですか」と持って行かれたのでは納得がつかない。自分でちゃんと断わったには違いないが、納得がつかない。「いえ、どういたしまして……」と遠慮しながら納得がつかないのです。

そういうふうにして毎日毎日、納得しないものがだんだんと内攻する。それが自分の心の中にどんどん溜まって凝固してしまうというのが九種の特徴なのです。中に圧縮エネルギーを凝固させているから、いつどこでパッと爆発するか判らない。中にグーッと集注しているから、十年間はおろか五十年間というものでも凝縮してしまっている。十年前にくやしかったという理由で、今、新しく恨みを抱いたと同じように行動できるというのも、こういう凝縮するはたらきがあるからだと思うのです。息が長いため、「昔のことだからいいじゃないか、忘れよう忘れよう」などと言われても全く通じない。生まれてから経験したことはすべて昔ではないのです。九種にはそういう時間的な過去はない、すべて現在形であるということです。

溜め込む癖

生活習性の中にもそういう体癖の現われはあるのです。例えば上下型は青い色を好み、左右型は赤い色を好むのですが、開閉型は全部の色を集めてできるグレーといった色が好きなのです。イギリスで今度、中も外も全部灰色、名前までグレー何とかという名前のついた自動車が売り出されましたが、たぶん九種の人がデザインしたのだろうと思います。

九種の人は音楽を聴いても「間」が好きなのです。音楽のない余白に快感がある。だから九種の褒める音楽など聴くと、ポツンポツンポツンと、間ばかりあいている。描かれた時間よりもその「間」がよいのです。あとは自分の好みでいかようにも色を染め分けられるような、好みで動かせるような間を欲する。

また息長く、飽きずに同じことを何度でも繰り返せるのです。子供がしつこいと言って困っている人がありましたが、よく訊いてみると、私などはもっとしつこい方で、レコードをもう四十何年聴き続けてまだ飽きない。だから大抵のしつこいのには負けないのです。子供が同じことを何度もしつこく繰り返すといっても、私の場合は「まだ俺よりも少ないな、俺は四十何年やってるからな」と平気でいられるが、九種でない親の場合は、じれてしまっているということがあります。九種の人は本当にグーッと一息にいく。それも九種的な傾向が強いほど、それが長く続きます。集注力とその持続が長いというのが最も顕著な九種の特徴といえるでしょう。

あるお茶の先生は九種でしたが、その人は戦争の当時に木炭を買い溜めました。なくなったら大変だと思ったのだそうです。そうしたら戦後二十何年たった今日でも、縁の下にはまだ木炭があって、それを使っているのだそうです。九種とはいえずいぶん買い溜めしたものだと言って笑いました。笑ってからヒョッと自分のレコードの針のことを考えた。レコードをかけるのに古い針を取り替えて「この針いつ出したのかな」と思ったら、戦争中道場が焼ける時に、買い溜めしてあった針の箱からヒョッと一包み持って出たそれが、二十何年使ってまだ余っている。お茶の先生の木炭のことを笑えないなと思いました。

コレクションをしても同じで、とにかく徹底的にやる。本能的にそういうものがあるから、知らず識《し》らずにそうやってしまうのです。九種の子供が字を覚えるのを見ていると、木偏の字はいくつある、金偏の字はいくつあるとやっている。何のことだろうと思ったら、金偏の字をあらゆる書物から調べ出して、金偏、金偏と書き出して覚えているのです。そうするといくつも一度に覚えられる。いろいろな字を公平に、読んだついでに覚えてゆくというのでは嫌なのです。木偏に興味があったら、木偏の字を覚えてしまう。ところが上下型は、金偏の字を二つか三つ覚えるともう飽きて、今度は人偏の字がいいとか、立心偏がいいとか、別のことをやり出す。あっちをチョボチョボ、こっちをチョボチョボというような勉強の仕方をする。九種だと一つを全部やってしまってから次をやる。問題がたくさんあるから時間が足りなくなると判っていても、とにかく一つを完全に済まさないと次にとりかかれないのです。

また、九種は体力が非常に充実している。普通の人が耐えられないようなことに耐える体力をもっている。それだから集注できるともいえるのです。同じ動作を繰り返し続ける。その代わり内向的で、深くはいくけれども広くとはいかない。五種なら利用厚生できること、儲かることならどんどんやって、利用できないことは考えもしない。社会学とか政治学というものはできても、数学とか哲学というものには辛抱できない。そういう五種に対して、九種は役に立とうと立つまいと、関心をもち得たもの、興味のあることだと、どこまでも掘り下げてゆく。

九種は人間の原型

九種の素質を調べてゆくと非常に面白くて、九種は人間の原型ではないかと思われるのです。体量配分の説明でも述べましたが、そもそも体全体が収縮、弛緩する、それが全体的に平均しないということからある部分的な偏りが起こってきて、それが捻れになったり左屈になったり右屈になったり前屈になったりしているのではあるまいか。昔々は、そういう集注力の強い野性の強いものと、弱いものとの二つしかなかったのではあるまいか、それがいろいろ偏ることによって、いろいろな体癖ができたのではないだろうかというようにも考えられるのです。

九種は考えるよりも直観の方が鋭い。モタモタしているよりはやってしまうのです。やって損しようと得しようと、こうと思ったらモタモタしているよりは、やった方がよいのです。そういう生活習性がありますが、十種はそれと同じでありながら九種のようにスパッとやれない。九種は集注して、集注が限度になるとスパッとやる。非常に自己中心でもあるが、そういうエネルギーの分散行動もまた鮮かなのです。ところが十種は集注はするが、何かのことでいったん抱え込んでしまうと放さない。〝窮鳥懐に入らば……〟などと、悪いのを承知で庇っている。何でも抱え込んでしまって放さない、集注があって分散が弱いというのが十種の特性で、野蛮でありながら善良なのです。だから九種の圧縮もれ状態を十種だともいえるのですが、凝固度が弱い。従って爆発も強くない。けれどもいったん抱え込んだら放さない。だんだん骨盤が開いてきて、開くにつれてだんだん肥ってくる。出産するまでは細いので九種だと思っていたら、出産すると肥ってくる。出産しない人は更年期を機会に肥ってきます。そういうのが開型傾向ですが、開型については、御覧になればそういう肥った人は身近にたくさんいますので、お判りになると思いますから、御自分で観察願うとして、その開型の特徴に集注力というものをつけ加えると、九種というものがお判りになるだろうと思うのです。

かつて九種の女の人と一緒にテンプラを食べたことがありました。九種はだいたい食べ方が速いのです。その人も速かったのですが、私の方はもっと速く食べるので、その時も先に食べてしまってサッサとお茶を飲みだしました。その人は、自分が食べ終わってからお茶を飲めばいいのに、私に合わせなければいけないと思って気張ってやめてしまった。その時その人の前にエビが一匹残っていました。食べてしまえばいいのに「もう結構です」と言っている。僕の方でわざわざ「召し上がったらいかがですか、何も無理して私に合わせなくても結構ですよ」と言ったのです。それがいかにも「いかがですか、食いしん坊さん」と言われたように聞こえたのでしょうね、断じて食べないのです。そうしたら御主人の話によると、今日もエビのテンプラ、明日もエビのテンプラ、毎日毎日エビばかりなのだそうです。その時に満足しなかったそれを、後で満たそうと思って食べるけれども、自分で作った料理では余りおいしくないからいくら食べても充ち足りないのでしょう。それで御主人に「あの時彼女は僕に遠慮して一匹残してしまった。だからあのテンプラ屋に行って食べなくては駄目だ」と教えました。御主人が連れて行ったら、何とエビのテンプラばかり二十幾つ食べたそうですが、それでやっとテンプラが夕食に出てこなくなったのだそうです。一匹の食べ残しのためにズーッと集注している。「もう一匹食べたい」と思ったそれが、九種はすぐ行動になってしまうのです。

だから「百年の恨み」というのは九種の言葉なのです。「オール・オア・ナッシング」「すべてか、無か」というのも九種の言葉です。

そのように九種には非常に烈しいものがあり、他の体癖よりもきわだった特徴がある。それも人間の原型だからだろうと思うのです。人間は九種的な勘が鈍ってきてから、考えるということが発達してきたのではあるまいか。生き物は勘で動く方が本当だし、咄嗟の動作でも普段の行動でも、裏にあるのは無意識の要求なのです。ところが勘でパッと行動を決められないから考えるという面が出てくるので、勘でサッと決められるなら、考えて動作することはなかったろうと思うのです。そういう本能的な傾向が鈍ってきてから、行動が考えというものと結びついたのだと思う。だから九種は人間の原型だと思うのです。そういう面は、強い弱いの違いはあっても、誰にでもある。そういう素質が弱くなるところに、他の体癖素質が出てくる余地ができるのだと思っているのです。私が九種だからそう思うのかもしれませんから、そういうことを他の体癖の人が研究して発表してもらったら、公平な考え方が出てくるのではないかと思うのです。

九種的な傾向の全くなくなった、つまり足のない幽霊のような仙人のような人がいますが、そういう上下型というのは、故障のある椎骨がみんな上に行っている。血液も頭にばっかり行っている、そういう何でも頭に上がって、自分の考えている理屈以外判らなくなっている仙人と、牧羊神のような九種を合わせると、平均的な人間になるだろうと思うのです。だから私の九種的考えに上下型の人が補足するとちょうどよくなる。

九種とよく合う体癖

とにかく合うという面では九種は上下型と合います。九種は捻れ型とも合います。いや、捻れ型が九種に合うのです。自分がこれからやろうということを、九種はみんな見通しているのです。だから捻れ型といえども絶対に九種には歯がたたない。そこで『西遊記』の八戒が悟空に逆らいながらも、どうしても頭が上がらなかったのだろうと思うのです。八戒が三種混じりの捻れ型なら、悟空の方は五種と九種の動きを多分に含んでいる。そういう面からもう一度お読みになったら面白いと思います。

もしもグループで行動するのであれば、九種は非常に計算が不得手ですから、七種とか、五種とかの人と組んだらうまくゆくと思います。もっともそれは一人一人の問題を離れて、全体としてうまくゆくということですが……。

体癖面からごく大雑把にいうと、九種の人が結婚するなら上下型か捻れ型がいいし、事業をするなら五種か捻れ型がいいということになると思います。ただ上下型でも二種は速度が合わず、相手が口をきいているうちにもう苛々してたまらなくなってきます。だから外交員でも二種の人が九種をくどいても無駄で、どうしても九種をくどこうとするなら、資料を山ほど送って「まだお読み頂けませんか」ということだけを繰り返す。それを十回くらい繰り返すとやっと読む。読むともう向こうで決めてくれる。なるべく口をきくことを少なくする方がよい。口をきいたら最後、九種を勧誘することなどできない。九種にはそういう特性があります。

けれども九種はもともと強情なのです。九種の人がいったん何か言いだすと、合理的でも不合理でも、その時と場所に合おうが合うまいが、どうしてもそれを通してしまう。だから九種体癖というのは始末が悪い。本当は虎やライオンのように、ひとりで暮らすべきものなのです。サルやキリンのように集団で暮らすのに合う性質ではないようです。けれど人間の恰好をしているものだから人間の仲間に入っていますが……。だから九種の人の人生というのはある意味では賑やかです。その人が一人いないだけで、家の中は火が消えたようになる。

とにかく九種の人を虎かライオンのように見て、その人を方向づけるにしても、一歩退いて、まず相手の鬱滞、あるいは凝固を見て、次にその圧縮エネルギーの噴出を図ることが重要です。そしてその噴出の逃げ口を作ってやるということが基本となります。

十種体癖

体量配分では、外と後にかかる

体量配分の測定において、両足共に外側に力がかかるという場合は体の弛緩状態であり、そういう弛緩する習性のあることを示しております。つまり体がうまく緊張しない場合は両方共に外にかかる。両方共に後にかかるのは腸骨の開閉が余分に行なわれる人々に現われる配分状況です。両方共に外にかかり、同時に後が重いという場合には、開閉型のたるんだ状態であります。そういう状態というのは開型が一番多く、閉型の場合には弛むべき時にも弛まず、緊張のしっ放しである。開型の体量配分状況は全動作を通じて外側と後が重く、しゃがんだ時だけがその逆に内側に力がかかる。そういう傾向は片足測定において最も明瞭に現われ、両足共に外と後に力がかかる。

開型の動作特徴はうまくしゃがめないということです。腸骨の幅に足を開いて、踵をつけたまましゃがもうとすると、後にひっくり返ってしまう。分娩の直後は誰も腸骨が開いて、緊《ひきし》まる力がまだ充分でないのでうまくしゃがめないが、開型の人は分娩して十年たっても十五年たってもしゃがめないのです。できるとしたら両足をくっつけてしゃがんだ場合で、腸骨の幅に足を開くとしゃがめない。ですから体量配分計がない場合には、これで開型の大雑把な見分けはつくのです。

開型の種類

開型体癖の中にもいろいろありまして、その一つは若い時に極端に細いが、体量配分では開型傾向があり、そして更年期になるといきなり開傾向を示すものであります。つまり四十五、六歳までは細いのに、そのあたりから急に肥ってくるというのがこの開型でありまして、この場合にはほとんど三種傾向が混じった開型であります。こういう人達の腸骨は、左右どちらか一方の開く傾向が大きい。

それから前の重い開型があります。開型は大体において後が重いのですが、体量配分において前の重い開型があります。こういう人達は年を取らなくとも、分娩する度に肥ってくる。出産しなければ細いのですけれど、子供を産むと途端に肥ってくる。ある建築家は細い人を貰うと言って細い人を選びました。けれども私が見て、「あの人は肥るよ」と言いましたら、「あれだけ痩せていれば大丈夫ですよ」と言う。「分娩すると肥るタイプなんだ」と言いましたら、「じゃあ、分娩させなければいいんだ。僕は子供などいらない、奥さんの綺麗な方がよい」と言いますので、「じゃあ、そうするんですな」と言ったのですが、半年たたないうちに妊娠してしまって、子供を産んだら肥り出してきた。それで腸骨を緊めて細くなったのですが、二人目の子供を受胎すると、今度は産まない前にドウッと肥り出した。

それからもう一つ、開型に、捻れの加わった開型があります。これは余り多くないのですが、上下傾向と開傾向が重なると捻れる傾向になってきます。この種の開型というのは、体が大きく肥っているのに、小さな文字を書く。堂々とした筋肉をもって豪放な動作をしているのに、女のように繊細で敏感な神経をもって、その書く文字と同じように、こまごまといろいろなことを気にして、自分をスパッと捨てられない。自分の欠点を知った人があると、欠点を知られたというだけで気になって仕方がない。そういうこまごました動きをするのですが、それが、痩せた上下型の人なら似合うのですが、肥って堂々としていながら、そういう動作をするのですから可笑しいのです。武術などをやっている人によくあります。

十種の感受性傾向——母性的

そういうように開型にもいろいろな型があって、区分して見る必要があるのですが、これから説明しようとする開型というのは、色でいうと原色のようなもので、どの開型にも共通する体癖素質であります。

腸骨の開閉というのはどの体癖においても行なわれているものですが、開閉型において最も明瞭な動きを示しています。男にしても生殖器を使った時に一番大きく行なわれるのは分娩の前後であります。腸骨の開閉というのが一番大きく開閉する。腸骨の開閉というのは生殖ということと関連がある。生殖というのは種族保存のはたらきですが、開閉共に種族保存的な感受性をもっているということについては共通しております。閉型の場合には自分の子だけが可愛く、自分の子だけは間違いがないと囲ってしまう。ところが開型は自分の子供でなくても、何でも自分の懐に入ったものは正しいとする。閉型は自分の子供以外は受けつけないのに、開型は誰でも抱え込んでしまって、抱え込んだが最後それを庇おうとする。そのように種族保存的な動きをするのであります。男では親分肌だといわれる人には開型が多く、特に捻れ型と開型の混じった人達が一番多い。三種と開型の混じった人達がそれに次いで多い。

この間アメリカの雑誌を見ていましたら、フリードリッヒ大王や、ジョンソン大統領に共通したものは、共にゴウト（痛風）をもっていることで、歴史上の有名な人にはゴウトもちが多い。それらの人達に共通している性格は闘争的であり、指導的である。だから病気の分析や、生活様式よりも、その体質といったものからゴウトというものを研究していく必要があるだろうというようなことが書いてあったが、私が今までに見たゴウトの人達も、全部捻れの混じった開型の人達でした。だからゴウトは開捻れの人のやる異常であるというように私共は考えておりますが、病気にもそういうように体癖研究に非常に便利なものがあります。

そこで開型の特徴を見ていきますと、開型傾向においては、生殖器の異常に非常に強いというのがその特徴であります。開型の生殖器の異常というのは反応が不明瞭なのです。例えば淋病になっても、淋病の兆候が出てこないのです。他の人なら異常を感じるような状態になっても、異常を感じない。感じないだけでなく、異常をもったまま分娩しても、子供に余り影響がない。分娩様式そのものにも異常がない。そういうように開型は、生殖器の異常に反応を示さないばかりでなく、その影響を受けないのだから、反応を呈さないというよりは、生殖器が異常に強いと考える方が本当ではないでしょうか。

それからもう一つ、開型に共通することは、若い時に痩せていようと、ある年代に達し腸骨の開く傾向が濃くなると同時に、肥り出すということであります。肥り過ぎているという人に開型が圧倒的に多く、開傾向以外の人はたとえ肥っていても、骨盤を緊めると急速に体重が減りますが、開型の場合には四キロから八キロくらいが標準で、その範囲を越えない。開型は肥る方には非常に速いが、痩せる方には反応が遅いということです。

これに対して閉型は、痩せる方は非常に迅速であり、どんなに肥っていても腸骨を緊めるとすぐに痩せてくる。そうして、食べようと、お産をしようと肥らない。しかも年を取るに従ってだんだん縮んで細く小さくなっていく。

そういうような点で開型と閉型とには違いがあるが、開閉共に種族保存的感受性をもっており、そういう方向に敏感であります。動作も自分のためにという前に、抱え込んだ人達のためにということをまず考える。これはほとんど反射的、本能的にそうなるのであって、自分の利害得失ということから離れて動作してしまう。そういう点、五種がどういう場合においても自分の利害から離れないというのと対照的であります。五種の場合には善根を積むとしても、自分の生活が確実になってから善根を積むというように確実な行き方なのに、開型傾向の場合には、自分が空っぽになっても人のためにというような動きをしてしまう。ですから普通の生活を営む者にとっては物騒であるが、世の中の評判は非常によい。開型のお姑さんというのは非常にお嫁さん達は気楽であります。ただ任せておけばよい。任せきらないと抱え込まないし、抱え込まないというだけで敵とまでは思わないでしょうが、明瞭な差別が出てくる。そういう訳で、開型のお舅さんやお姑さんがいる家のお嫁さん達は、ともかくそのまま懐に飛び込んでしまって、何でもやって貰い、自分では何もやってはいけない、たとえおしめであっても、自分で骨折って洗ってはいけないというように私は指導します。ある人は、おしめだけは洗ってくれる、自分のは洗ってくれないと言っていましたが、私が無理に奨めて自分のものも洗って貰うようにさせましたら、そのお姑さんはお嫁さんごと抱え込んでしまいました。ところが嗜《たしな》みのよいお嫁さんはそれができなくて、子供だけ抱え込まれて自分はよそものにされる。そうするとお嫁さんのあら探しが始まるのです。

また、開型は腸骨の縮む傾向に力が弱いために生殖器の知覚は鈍いが、それでいて御亭主を懐の中に入れて可愛がることはおそらくあらゆる体癖を通じて一番だろうと思う。亭主まで自分の子供のように考えてしまう。今日来たある開型の奥さんですが、亭主は会社の不平を自分にぶっつけて怒鳴ると言う。「昨日も『どうして?』と言ったら『どうしてとはなんだ、その言葉が悪い』と言って怒鳴るんですよ。会社では仏のような顔をしていても、家に帰ると鬼のようになって私にばかりムキになってぶつかるんですよ」と言う。それで私が「それにしてはあなたは平気な顔をしてますな」と言ったら、「でも可愛いじゃありませんか、私しか頼る人がいないから、私には駄々をこねる」と言う。これはやはり亭主もその子供の中の一人になっている。ここへ来る人達の中でも、開型の奥さんをもっている御亭主達は、いろいろ威張って奥さんを顎で使うようにして言いますが、奥さんは「ハイ、ハイ」と言って、御亭主の言うことを聞いているので、初めは寛大だなと思っていましたら、そうではなくて亭主を子供の中へ初めから数えてしまっている。これはすべての開型の奥さんに共通したことで、御亭主の身なりから何から何まで丁寧に世話している。だから開型の奥さんをもった御亭主は、奥さんと並ぶと、うんと威張っているが頼っています。そういう御亭主の動作を見なれますと、奥さんを全然知らなくとも、これは開型の奥さんをもった御亭主だということが判ってきます。それほど開型は母性的だといえます。

それが男であっても同じで、抱え込んだが最後、それは大事にする。清濁併せ呑むというが、清も濁も判らなくて、何でも抱え込んでしまう。そうして抱え込んだが最後、清であろうと濁であろうと、清だと思い込んでしまう。そういう点、他人を信頼する傾向はかなり強いのであります。

開型の生理的傾向の特性

そのように開型の感受性傾向にはいろいろ特色がありますが、生理的な面からいうと、あらゆる異常に共通して起こることは腸骨が開いてしまうことなのです。そして腸骨を緊めますと、皆良くなってくるのです。開閉型の異常というのは非常に楽で、閉型なら開いてやり、開型なら緊めてやればそれで良くなる。開閉型の操法は腸骨の開閉調整以外にないとまでいえるのです。体は種族保存に適するようにできているから非常に丈夫なのです。ある開型の人はアキレス腱を切りました。アキレス腱というのは一度切れると縮んでしまって、縫わなければ繋がらないものなのですが、それがたちまち繋がってしまった。体が野蛮なのです。野蛮だというと悪口を言われたように思う人もあるが、整体協会では体が野蛮だというのが最高の褒め言葉です。心が天真爛漫だというのと同じような意味なのです。

閉型の特徴はお尻が後につき出ていることですが、開型はそれが平らで横にだけ広い。閉型は横から見、開型は後から見ると容易に判ります。本当にびっくりするほど広いものです。ある開型の人の後からついていって「奥さんのお尻は大きいですね」とびっくりしていた人がありました。

ところが、それがもう一つ開くと、どこにも異常がないはずでも異常を感ずる。首にも何も異常がないのに、頭痛がしたり、目まいがする。あるいは胸椎の七番に異常がないのに糖尿病状態になっている。ところが骨盤を緊めると治ってしまう。開型という体癖を見つけたのは主としてそういう操法の面においてですが、開型というのはいろいろ異常を訴えるが、調べてみると全然判らないのです。普通はどの異常も皆椎骨と関連していて、椎骨状況を調べると判るが、開型と閉型だけはなかなか判らないのです。閉型というのはその異常は皆一側という椎骨のそばに出て、普通の関連部位には変化を現わしていない。ところが開型となるとどこにも変化はない。ないのに異常を訴える。そこで「……と思い込んだ」ための変動であろうと考えて、いろいろな暗示法をやってみたが、サッパリ効果がない。そういうように、椎骨との関連がなくて異常を起こすのは、腸骨が余分に開いている時だけなのです。この間も「わきが」になって恥ずかしくて外にも出られないという女の人がいたので、腸骨を見ると開いている。腸骨を緊めたらそのままわきががなくなって、お礼を言われたが、私としては治した実感がない。ただ腸骨を緊めただけなのです。

開型で頭がフラフラするという場合には頸静脈の流れが悪くなっているためで、そこを刺戟すると良くなるということが判って、そこを刺戟することをやるようになったが、良くなった場合でも腸骨を緊めておかないとまた元に戻ってしまう。そういうように、頭がフラフラする場合にはそれに関連した異常部位というものが見つかりましたが、それ以外の変動でも、神経系統でなくて血管系統的な変動、あるいは神経系統にそっている骨でなく、筋肉のどこかにある簡単な張弛の歪みというものが、そういう異常と関連しているのだろうと思うようになって、最近は開型の人の異常には、骨や神経系統を調べないで、血管系統や筋肉の状況を調べるようにしております。月経が止まらないという場合に、普通なら腰椎の三番や仙椎を調整しなくてはならないのに、開型の場合には側腹をつまむと良くなってしまう。側腹をつまんでおいてから、腸骨を緊めればよい。その関連は判らなくとも、腸骨を緊めれば良くなってくるのが開型の特徴です。

昔、私がまだ病気を対象にして操法をしていた時代には、どうしても判らない場合には、骨盤を拡げて、それで異常がひどくなる場合には腸骨を緊めればよいと見当をつけました。つまり腸骨を縮めて良くなるのには日数がかかるのですが、拡げて悪くなる方は、もう翌日悪くなるのです。そのためにまず拡げてみて、悪くなったらサッと緊めるという方法をとりました。腸骨を拡げますと、共通して眠っても眠っても眠くなってしまうのですが、腸骨を拡げて眠くなり、かついろいろな異常状況を強く感じ出した場合には、腸骨を緊めればどこの異常も変わってくる。脳溢血の場合にはそうはいかないが、脳溢血をやった後は腸骨を緊めてもその変化が明瞭であることから、腸骨を緊めたことが脳の何らかに反映して、それが体に変化をもたらすものであろうと思うのですが、ともかく開型の異常というのは、操法をする者からいうと便利です。そういう訳で、開型の体は共通して野蛮であり、頭は純真で、俗世的にこまごまと働くことが不得意である。だから悪いことをした人であろうと、善いことをした人であろうと、抱え込んでしまえば同じように可愛がってしまう。そして計算もしない、利害得失も考えない。いや考えないのではなくて、考える頭がないというのが本当なのですけれど、そういう俗な考えをもたずに純真に動作できる。だから年を取らないのです。幾つになっても若く、そして人相がよいのです。その人相のよい三分の二くらいは、俗世的な頭のはたらきをもっていないからだと解釈してよいくらい、目はいつも輝いています。従ってそういう人が病気をするのは矛盾しているので、天は治りやすいようにしているのだろうと思うのです。

映画や小説に出てくる人物の体癖

この間、スタンダールの『赤と黒』という本を読みましたが、この中に出てくるレナール夫人というのは明らかに十種体癖の人なのです。ところが映画に出てくるレナール夫人というのは十種ではない。三種や九種であっておよそ正反対な性格である。だからイメージが全然合わない。テレビや映画を見ていると、よくそういうことがありますが、レナール夫人が開型であるということだけは読んでみると確かで、その動作を見ますと、他の体癖が混じらずに十種的な傾向が通っていますから、このレナール夫人にはモデルがあり、それを描写したのだろうと思う。日本の小説の中には、時々つぎはぎな、顔は三種で、動作は一種、振り向いたら七種だったというような人物がよくありますが、中里介山の『大菩薩峠』に出てくる人物であるとか、石川達三の古い時代のものは、みんな実在するモデルがあるとみえて、体癖的に見てかなり納得のいく動作をしている。ですから体癖を知るようになってから、これは作ったものだ、これはモデルがあるということが区分できるようになってきたが、映画はそれをまたごた混ぜにしてしまうので、全然面白くない。

私は昔は映画を見なかったのです。映画を見る暇があったら、せっせと勉強した方がよいと思っていた。そうしたらある人が「映画のように人間の知恵を傾け、財を傾けて作ったものを一顧だにしないというのは、現代に生をうけた意義を半分無駄にしている、良心があるならば即刻『赤い靴』を見に行くべきだ」と言うので、『赤い靴』を見に行きました。そうして「こういうつまらないものにも人は心を躍らせる。けれどもそういう人が多いのだから、つまらないものに心を躍らせる感受性はどういう傾向か。これを調べなければいけない」という理由で、せっせと映画館に通いました。肋骨を折った時などは、息をするのも苦しく、歩くとゴボゴボ音がする。しようがないので操法が終わると映画館に行って、片手で肋骨を押えながら見ていた。見ている間は痛いのを忘れている。そうしているうちに治ってしまいましたが、病気になって床に臥して心を患い、気を患っているというのは馬鹿だなあと思う。そういう痛いところや、苦しいことがあったら、そのまま面白い漫画でも見ていたら、見ているうちに治ってしまう。歯が痛いといって一生懸命そこを押えている人があるが、注意が集まるほど感覚は敏感になるのだから、それはつまらない。

庇うものがあれば全力が出る

ところが十種体癖の人は無意識にそういうことをやるのです。自分がお腹が痛い場合でも、誰か傍の人が怪我をしたとか、風邪をひいたとかいうことがあると、サッと世話をするのです。そういう時には普段より余分に世話をするのです。自分の悪いことを忘れるまでやってしまうのです。本人は意識的にやろうと思ってするのではなくて、そういう本能的な傾向をもつらしく、十種の人は誰か病人がいれば無病健全なのです。ですから開型の人がもし自分の病気を治そうとしたら、自分で治そうと思わないで、どこか苦しんでいる病人を抱え込むことが一番よいということになる。そうすると、自分の異常はなくなってしまう。よく人はそれを親切の見本のように言うが、これは開型の本能的な行動であって、別段親切なためにそうするのではない。そうしか頭が働かないのです。ちょうど犬がワンとなき、猫がニャーゴとしか言えないのと同じように、それだけが道なのです。ですから特別な親切と見做す必要はないし、他のことをやれと教えてもできないのです。やろうと思えば先が何も見えなくなってしまうのです。開型の人が欲を出したら何もできない。自分を庇う方になったら口もけない。人のことなら雄弁に庇うのに、自分のことだとうんともすんとも言えなくなるという傾向があるが、それは人がよいためではない。その体の生きる方向に適わなければ誰でも力は出ない。利害得失に敏感な五種に、利害得失は汚いからそんなものにこだわるなといくら言っても、一歩でもそれから離れられないのと同じようなもので、開型にはそういう感受性があるとお考えになったらよい。

そこで体力を発揮するには、そういう感受性をどう使うのかというと、人のためになることをやらせるのです。看病して貰う方に回らせないのです。洗濯でも、裁縫でも、あるいは料理でもよい、やって貰うのです。そうして縫い方のうまいことを褒めて、また次を出すのです。料理の旨いことを褒め、大変な御馳走だったと言って、また明日も御馳走してくれと言うのです。そうして、幾日でも飽かず続けると治ってしまうのです。何か庇うもの、弱いものを与えて、苦しい中で庇うようにやらせるようにすると、体の全力が発揮されて良くなるのです。

ある十種の人が子宮癌になり、それを知らないのは当人だけで、周りの人は皆死ぬのを待っていました。ところが親戚で、親が死んでしまって子供だけが残されてしまった。そうしたらその家の者は、うちには病人がいるから引き取ってやれないなどと言っていましたが、私は「いや皆さんはできなくとも、あの人なら子供を育てられる」と言ったのです。そうしたら「あんな病人が？　いつ死ぬか判らないのに」と言うので、「人間はいつ死ぬか判らない。看病しているあなたの方が先に死ぬかも判らない」と言ったのですが、人間はいずれ死ぬべく生きているのです。早く死ぬからといって特別大事にしなければならない理由はない。誰でも、生きている限り、余力があれば他人に親切にすべきです。病人が寝ていて、ここが痛いとか、あそこが痛いというのは余力があるからで、本当に死ぬ時は苦しみも痛みもないのです。そういうようなやりとりがあって、ともかく、子供を引き取ることになったのですが、一番喜んだのは病人なのです。寝床の中で「ああしなさい、こうしなさい」と言っているうちに、人のやることが見ていられなくなって、のこのこ起き出して一生懸命世話をやき出して、その子供が十八になるまで、つまり十七年間、癌を抱えたまま生きて、八十七歳で死にました。十種というのはそういう時には全力を発揮できるのです。五種体癖の人が利害得失のことなら、わだかまりなく、心をサッと集注して全力を出せるのと同じように、庇うもの、世話するものがあると全力を出せるのです。

ところがその庇うものや世話するものがない時には、十種の病人の訴えは非常にしつこいものです。十種の人のお辞儀の長いことは前にもお話ししたことがありますが、それと同じように、自分の病状を訴えようとすると夜が明けてしまう。ですから「はい、今日はこれまで。あとはまた明日」と言うのですが、そうすると明日になったらまた平気で同じことを言うのです。そういう深情け的なものが、愛情の対象を得ると一気に全力発揮という傾向に行くのです。だから、操法するという点からいうと、十種くらい便利なものはない。犬であっても、猫であってもよい。愛情の対象を得ればその体力は発揮される。猫を相手に苦情を言ったり口説いたりしているのです。「お前だったら本当にそう思うだろうね」などと言って、二時間でも、三時間でもやっているのです。猫だから聞いていられるのでしょうが、そう言っている間に体力が発揮できるのです。九種の場合にはそういうのは鬱散なのです。パッとぶつけると、サッパリするだけなのです。ところが十種の場合にはネチネチしゃべっているうちに力が出てくるのです。言うだけ言うと良くなる。あるいは可愛がるものをもっていると、それだけで体の中に力が出てくる。その極端なものが今お話しした癌をもったまま十七年間生きていたお婆さんの例ですが、子供が十八になったら死んだ理由も、おそらく子供が独立してしまったからだと思うのです。「お婆ちゃんの言うことはうるさくて、またかと思う」などと言いだしたから参ってしまったのだろうと思う。もう少し「お婆ちゃんでなければ」と言ってやれば、生きていたかも知れない。それはともかく、十種の人は利害得失では全力発揮できないし、体操をしても、御馳走を食べても全力は発揮できない。ただ愛情の対象を得た時に、それが可能になる。

体力発揮の方向は体癖によって異なる

みんなは体力発揮というと、御馳走を食べたらよいとか、スポーツをやればよいとか、何か健康法をやればよいとか考えるのですが、そういうのは何も知らない人の言うことで、上下型の人なら楽しいことを空想し、理想を追求するように計画していると全力が発揮できる。九種なら恋愛の対象になる人のことを一生懸命考えている時には全力を発揮できる。五種なら利害得失のことに一生懸命になっていると全力発揮できる。それと同じように十種なら、傾け得る愛情の対象を得れば、食べなくても、金がなくとも、全力は発揮できる。人の世話をすると何か消耗だと思ってしまうのは間違いです。だから十種の病人は、その病人よりもっと悪い病人の看病に当てるか、他の全くもて余しているものを預けるか、つまり非行少年一人を「頼む」と言って連れて行くか、さもなければ世にも珍しい犬でも持って行き「血統はこうで、どうしても絶やせないんだ。何とか頼む」と言って預ける。「私が病気だというのにそんなもの預かれますか」とか何とか言いながら預かっていると元気になってしまう。人のもて余すものほど集注できる。だから技術の下手な弟子などは開型の人にくっつけると皆上手になる。開型の人は非常に親切なのです。親切だけれども普通の頭をもっている人にはうるさくなってしまって、向こうは向こうで教え、こっちはこっちで勝手なことを考えるようになってしまう。

神戸にチンを育てることが上手な人がおりまして、ある時犬のブリーディングをしている仲間で、彼女の話が出た時、私は「そのお婆さんは肥っているな」と言ったのです。そうしたら「逢ったことがあるのか」と言うので「ない」と言ったのですが、その通りなのだそうで、写真を見せて貰いましたら、本当に十種のお婆さんがニコニコして写っていました。それでこれならチンでもセパードでも育てられる訳だと思いましたが、そういう人にはそれが健康法になるのです。

ある人は立派な菊を咲かせて喜んでいました。聞くところによると、立派な花を咲かせるために一年中苦心するらしい。それで貰ってくれ手がないので、仕方なく私のうちに持ってくるのですが、私のうちに持ってきたが最後、一晩で枯らしてしまうのです。大体運動の観察を仕事とする者のところに、運動しないものを持ってくるのだからしようがない。けれども貰ってくれ手を探してでも、綺麗な花を咲かせるというのは十種体癖のしからしむるところなのです。

下落合には猫を二十四匹余り、犬を五十四匹余り飼っているお婆さんがいました。その人はある銀行のお嬢さんだったそうですが、その猫や犬の食事のために、亭主まで放り出して、垢だらけの服を着、顔も手も垢だらけでした。それくらいなりふりかまわず、可愛がっていました。

それはともかく、十種は腸骨が余分に開くということを通して、それが頭の中の何らかに反射して体の変動になっているらしく、腸骨を緊めさえすれば、どこの異常でも良くなり、責任を背負わせるほど気力が発揮されて良くなる。その代り考えることや、計算するというような俗世間的なことを押しつけたら駄目なのです。必ず本能的な愛情とか、種族保存的な本能に直接ぶつかる負担をかけると、そういうことを通して体力が出てくる。消えかけている中からでも、もう一回燃え上がってくる。ですから十種の人には安心して御馳走して貰い、世話して貰うことがよい。それが相手のためなのです。そう思っていろいろ負担をかけることがよいし、それがその人の体力発揮になるのです。

ですから十種と見究めがつけば簡単なのですが、開型に左右とか、前後とか、捻れとかいうものが加わると多少の工夫を要します。

過敏反応十一種体癖、反応遅鈍十二種体癖

十一種と十二種は、これまでの十種類の体癖のように、体のある部分に独特な偏り運動習性があるというものではなくて、体そのもののある状態という面が濃い。しかしそれを体癖の中に入れて考える理由は、そういう状態を、生まれながらもっている場合が多いからです。

体量配分計で計っても、計るたびに基本傾向が変わって、長期測定をしても、何種体癖か判らない体があるのです。五種の人ならいつ計ろうとも前が重い。三種、四種ならば必ず右なら右、左なら左が重い。疲労の程度によってその偏り度合に多少の変化はあっても、そういう基本的な傾向は、いつ計っても変わらないのです。ところが十一種の人を測定すると、前へ行ったかと思うと、今度は後へ来る、後へ来たかと思うと、捻れになるというように、配分の移動方向が絶えず変わっている。体量配分によって体癖を見ることが難しいといわれる最大の理由は、この十一種があるからだと

いってもよいほどです。そのためにこういう人達だけを計っていると、計るたびに体量配分が変わるから、体量配分は当てにならないということになる。困ったことですが、十一種は絶え間なく変わるのです。

その逆に十二種はちっとも変わらない。ゴルフをやって帰ってくれば、普通なら運動の疲労の中に多少は捻れ傾向が残っているはずで、またスキーへ行って来た時でも、スキーは内側に力を入れて滑るのだから、つまり開閉的疲労が生じる。そこで休める時にはその調整として、余分に外側に力がかかるので、スキー帰りの人を測定すると、普段の配分状況よりも余分に外側に力のかかる傾向が出るのが普通です。ところが十二種はそういう場合でも、普段とちっとも変わらない。だから一度計れば、後は何度計っても同じことで、一年でも二年でもほとんど配分が変わらない状態が続く。ひどいのになると、配分計の誤差の方が遥かに大きくて、当人の配分は配分計よりも変わらないままだというような場合もあるのです。

昨日も食べ過ぎてお腹が痛んでいる人が、「こんなに毀れる体では困る。鋼鉄のような体になりたい」と言っていたが、十二種の体はちょうどこの望みに叶うような体である。しかし周囲の条件で変化し難い鋼鉄のような体になれば、もう体は弱ってしまうばかりである。弱い生きものの体が何千万年も保たれているのは、いつも周囲の変化に応じて絶えず変化しているからであって、変化しなくなったら、もう体は弱ったといってよい。鋼鉄のように変化しない体になったら、ある程度以上の変化に遇うとボソッと倒れてしまう。だから小さな変化に応じて動けない体は、倒れる前だといえます。十二種の人が脳溢血や癌になる率が多いのは、皆そういうことのためだと思われます。風邪をひいたり、悪いものを食べたら、吐いたり下痢したりするようだとよいが、他の人が中毒するようなものを食べてもさっぱり変化がないのです。

こういうように、十一種、十二種というのは、体のある状態を示すという面で特色があって、特殊な偏り疲労というものがある訳ではない。過敏反応体癖、あるいは反応鈍り体癖とでもいうべきものであります。

十一種体癖

この間の夜、電話がかかってきて、「お母さんが猛烈に吐いた」と言う。何でもその前にどこかに頭をぶつけたということでした。子供や赤ちゃんならすぐに脳を毀したのではないかと思うけれども、その人は四十五歳か五十歳くらいの人なのです。五十歳くらいになるとみんな頭など硬張ってしまって、どこかにぶつけたとしてもそう影響はない。だからそう心配しないでいいので、私はその人が頭を打ったということは無視して、「吐いたのなら寒気がするか」と訊くと、「体中寒い」と言う。「熱が出たか」と訊くと、「高く出た」と言う。それで「それなら吐くだけ吐いて、番茶の中に醤油でも入れて飲んでおけば充分だ」と指示した。そうしたら「どこが悪いのでしょうか」と言う。「どこが悪いのかは判らないが、そうすれば良くなる、多分胃が悪いのだろう」と答えておきました。そうしたらエンボリー[*11]だとか脳溢血だとか言って騒ぎ出し、今にも死ぬようなことを言い出した。仕方がないので堅田君を代理操法にやって電話でその報告を受けてみると、やはりただの食中毒した状態である。けれども、当人は頭の血管が破れたんだと言ってきかない。そうして時々意識がもうろうとなる。きっと電話で断わられたのが嫌だったのでしょうね。だから「私の病気はそんなに軽いもんではございません」という意志表示をするために、意識不明になったり、心悸亢進を起こしたりして、いよいよ苦しがったり痛がったりしている。周りの人もとうとう音をあげてしまって、「ともかく先生にみて貰わないと死んでしまいそうだ」ということで私を迎えに来ましたので、仕方なく覗きに行きました。

行ってみると、やはり普通の消化器の異常である。いや、その中毒も怪しいもので、食事中に何か嫌なことがあって、何か訴えなくてはならなくなったけれども、言うに言えなかったというようなことで吐いてしまったらしい。だから食べ物の中毒といっても、食べ物そのものの中毒ではなくて、食べる時に何か不愉快だったこと、何か嫌だったことがあって、それを辛抱して食べたためにそういう状態を起こしたとでもいうような状態でした。それで私が「これは大変だ。ともかく寝ていなくてはならない。頭の出血をした時にこういうようなことがあるから、ともかく大事にして、部屋を暗くしてみんなを遠ざけること」と指示すると、すぐに温和しくなって、殊勝に寝てフウフウ言っていました。「落ち着いたからこれで帰るが、よくよく注意しなければならない」と家の人に言っておきました。

帰りの車の中で堅田君が、「あれはいったい何でしょうか」と訊くので、「そんなことは判らない。しかし相手は、自分はこれくらいひどく患っているという、実際以上に重いと見積った人を最も信頼する。君は不信を買ってもいいが、僕が不信を買っては都合が悪いから、仕方なく僕は重い病気とみた。明朝行ったらもう元気になっている」と言ったのです。そうしたら翌日から元気になって、おまけに堅田君が毎日行って親切にしているので、いよいよ重い病気とみられたと気を許したのでしょう「大分良くなった」と元気に話していたそうです。ところが「良くなったので明日はもう来ない」と言ったら、また急に悪くなってしまって、脈がなくなりかけたという電話もあり、夜中に、「危そうだ」などという電話がかかってきました。

心理的な変動によって起こしている病気というものは、病気になっていること自体が無理なのです。悪いものを食べて吐いたといっても、それは胃袋の正当防衛である。だからいくら吐いても、それは病気ではない。ところが嫌なことがあって吐いたとか、これは悪いものではないかと思ったら吐いたとかいうのは、胃袋が正当防衛をする余地がない。何でもないのに吐くのだから、胃袋にはずいぶん無理がかかって、その無理の結果、胃袋が麻痺してゆくのです。ちょうど、駈《か》け出して心臓がドキドキするのは、心臓にとってノーマルであるけれども、坐って何もしないのに借金取りが来てドキドキしたら、これは心臓にとって無理なのと同じことである。そういうように心理的な無理というのは、体に麻痺を作るし、体を鈍くする。だから悪いものを食べて吐いたというくらいのことでは死ぬことはないが、脳の興奮で吐いたとか、嫌だと思って吐いたとかいうようなことは、胃袋を麻痺させ、それを続けていると死ぬようなこともたくさんにある。普通の病気の変動では死なないが、そういう、心で作った変動では死ぬことは多いのです。だからこの人の場合でも、そういう変動を防ぐために重い病気としてみたのですが、こちらから言うとなると、嫌なことです。

そういうことで、三、四日してから堅田君に「これでもう良くなる。病気で寝ていることに飽きてきている。今日あたりはおそらく痛がるだろう。そうなったら体が寝ていることに参ってきたのだから、今度は起きたがる。起きるためには体が良くならなくてはならないから、今日あたりから良くなっているだろう」と言ったら、果たしてその日は、体は痛いが気分は良くなり、その翌日にはもう起きたがっていた。そこで私は、今度はこちらの番だと思った。それまでは、寝ようと思う頃電話をかけてくるので、ずいぶんいじめられていましたから、「部屋を暗くして静かに寝ておるべし。ちょっとでも動いてはいけない。テレビもいけない、ラジオもいけない」と指示しました。その人は大変外出好きの人でしたので、「みんな交代で表に遊びに行きなさい。そうして帰ってきてその話をして、留守番は非常に損だということを強調しなさい。そして『お母さんは絶対安静、三カ月は外に出られない』と言っておきなさい」と言った。そうしたらその通りにやっていたようで、今日は元気になったという電話がかかってきておりました。しかし、「起きるのは私が観《み》に行ってから」ということにしてある。堅田君は気の毒がって「どうしてでしょうか」と訊く。だから「こんなことを始終やられてごらん、僕をはじめ、周りの人もみんな迷惑でたまったもんじゃない。だから二度と病気をすることが嫌になり、こういう病気を繰り返さないように、この際仕込まなくてはならない。それには、治りかけた頃に『絶対に安静にしていなくてはならない』と言うに限る。意地が悪いようだが、そうしないと、退屈になるとすぐまた病気をやるようになる」と。

亭主が往診に出かけると喘息の発作を起こす奥さんがありました。また亭主が旅行から帰って来ると、待ち構えたように喘息を起こす人がありました。人は違うけれども、二人ともそういう心理的な反応として発作を起こしている。亭主が往診に出かけるとすぐ発作を起こすという人の場合には、亭主がちょっとお酒を飲んで帰っても、もうすぐに心悸亢進を起こしているのです。それで困って私のところに相談に来ましたので「あなたが呼びかけに応えないから、それを主張して病気になっているだけだ」と答えました。御亭主はその都度いろいろ親切に面倒をみるらしい。だから病気をやっている方が気楽なので、病気を繰り返す。何十年間かけてそういうように仕込んでしまった結果なのでしょう。

今度の場合でも、一度で懲りて、二度とやらないようにしてしまおうという訳で、まだ寝かしてあるのです。今日あたりは退屈で相手があればブツブツ言いたいところでしょうが、みんなは病室には入らないで、用事があれば鈴を鳴らして呼ぶようにしてあるし、口をきくと頭に悪いと言ってあるので、隣の部屋に控えている。

この間も腕を折って入院し、四カ月も縛られたままで、骨が固まってしまったおばあさんがおりました。また、アメリカで脚を折って、踵に穴をあけ鉄の棒を入れられて、重しを付けて引っ張られ三カ月も寝ていた人がありました。このようなことは、十一種傾向の人の場合には必要であって、こういうことをされると、病気をやっているという実感があるのです。だからこのくらいにすると、一度で懲りて、その後は病気にならなくなるという効果がある。そうでもしないと、始終病気を繰り返すことになる。病気の快感のある部分だけを感じて、嫌なことを感じないで通ってきたならば、病気を何度も繰り返したとしても不思議はない。

だからこの人の場合でも、そういう計画のもとに、病人病を封じ込めてしまいました。寝ているのも、今日などはまだ快感であるが、もう少し暖かい日が二日も続けば参ってしまうだろうと思うから、そうなったら行って起こすつもりでいます。

では、そのように重いようにみえる病人、また、他処《よそ》では実際に脳溢血だとか何だとか言われて重くみられる病人を、何故たかをくって心配しないのかというと、その女の人の体量配分が絶えず変動しているということを、私は前から知っていたからなのです。彼女は十一種である。だからいつか今度のようなことをやるだろうと思っていた。そうしたらやはりやったから、すぐにそういう処置をしたという訳です。

また、ある喘息の男の人の体量配分を計ると、十一種的な変動がみられるので、喘息を不平を言うことに振り替えて、言いたい不平を言わせたら、それっきり喘息の発作を起こさなくなり、その人は「不思議だ、不思議だ」を繰り返していました。十一種体癖の人には、時々そういう病気のやり方があるのです。

心の変動が体に過敏反応する

十一種体癖とは、心の変動が体に過敏反応する体癖だといったらいいと思いますが、喘息にしても、心悸亢進にしても、あるいは胃痙攣にしても、必ずそういう要素が混じっている。不平で頬がふくれるのと同じように、絶えず心の変動が体に現われてくるという傾向がある。普通の人なら胃が悪いのではないだろうかと思っても、そう思うだけのことで終わってしまうのに、そういう人は、胃が悪いのではないかと思うと、本当に胃袋が悪くなってくる。また、くやしいと思うとすぐに心臓がドキドキしてくる。

そういう心の状態が過敏反応しやすい体の状態があって、十一種体癖の人は、それを習性的にもっているのです。赤ちゃんの頃から、びっくりするとすぐ心臓がドキドキするとか、びっくりすると高い熱を出すとかいうように、生まれた時から、過敏反応をする習性をもっているのです。そうして何か緊張すると、必ず鳩尾に球が出てくる。その球をつかまえて愉気してお臍の下まで下げてくると、それがどのような症状であっても、皆サーッと治ってしまう。心悸亢進でも胃痙攣でも、みんなサーッと治ってしまう。またそういう体の人でないと、嫌なことを思ってもドキドキしてこないし、ちょっと恥ずかしいと思ったくらいで、顔が真赫《まつか》になるというようなこともない。こういう傾向は、意識の積み重ねがない赤ちゃんにもすでにある。親が大きな声を出したら、それから小便をしなくなってお漏らしをするようになったというようなことでも、大きな声を出したので小便することが悪いことだと思い込み、しないで我慢するようになり、今度は漏らすようになったのである。大きくなっても小便を漏らす子供の中には、そういう過敏反応傾向があることが多い。

　そのように、子供の時からそういう体の動きがあり、大人になっても不愉快なことがそのまま病気に通ずるという人があるのです。そういう体の人の体量配分を測定すると、配分状況が絶えず変動している。そういう体を十一種体癖という。だから十一種の体は、普通ヒステリーというのに似た体の変動をする。けれどもヒステリーそのものではない。しかし絶えず変動するのがその特徴である。

　試験に自信がないと盲腸炎を起こす人がある。試験で全能力を出したと思うのが嫌なのです。だから盲腸炎になってしまうのです。あるいは、風邪をひいたり、神経衰弱になったりする。試験でなくとも、責任を負えなくなると病気になる。出世が遅い、無能だと思われたくなくて病気になる。ところが普通の人なら、そんなに具合よく試験の前の日に盲腸炎になるとか、仕事を頼まれそうになったから風邪をひいてしまうとかいうことにはならない。だから奥さんがボツボツ「何故うちの亭主は出世しないのだろうか」と思い始める頃になると、糖尿病になるとか、あるいは呼吸器の病気になるとかいうのも、やはり下地に十一種の体があるからである。

十一種の体の特徴

十一種の体はそれが前屈傾向ならば喘息を起こす。左右傾向ならば心悸亢進を起こすか、あるいは胃袋の故障を起こす。捻れているものは、小便が突然出なくなるとか、尿に蛋白がたくさん出るとか、脈が乱れるとかいう変動を起こす。開閉傾向ならば、おりものがあったり、子宮痙攣を起こすとか、蓄膿症を起こす。

十一種の体の椎骨の可動性を調べると、どこもここもよく動く。その代りどこもここも痛い。例えば普通の人は呼吸器が毀れると胸椎の三番に過敏反応が現われる。つまり胸椎三番の椎骨を押さえると痛いのです。この過敏反応は、レントゲンに影が映る二カ月くらい前から現われます。だから過敏が現われた当時は、レントゲンで映してみても全然判らないから呼吸器に異常はないと思うが、二カ月くらいたつと影が映るようになる。レントゲンの影というのは、体のカルシュウムが集まって、それが影となって映るのだから、映った時はもう治り出した時なのです。悪いままだったら、影のない状態が続く。だから実際には、影が映る時はすでに結論の出てしまった時である。ところが胸椎の三番は、呼吸器に異常を起こすと同時に、針で刺されるような痛みがある。時には胸椎の二番と四番にも少し過敏反応があるが、大抵は三番と二番にだけ現われる。これが普通の人の呼吸器が過敏になった時の状態であって、これがもっと古くなると、初めとは逆に動かなくなってしまって、二番に圧痛が起こり、二番と三番とが段を作って飛び出してくる。こういうのが、かつて呼吸器病をやったことのある人の背骨なのです。

呼吸器の異常ならそうなるのが普通の人の場合ですが、十一種の人だと、胸椎三番が過敏なら、二番、四番、五番がずーっと過敏になる。ひどいのになると、胸椎全部がちょっと押すと痛い。そのうちのどれかが本物なのですが、その本物に呼応してそれだけ過敏が起こっている。喉が痛い時は普通五番が痛いのですが、十一種の体の場合には、六番も四番も三番もと、少なくとも前後三つの骨は余分に痛んでいる。ちょっと触っただけでも痛い。ただ痛いというだけでなくて、その辺をアルコールで拭くと、そこの間がずーっと発赤する。糸で吊した針をずらしてゆくと、普通はある処には感じないというように知覚が断続するものです。ところが十一種の場合だと、どれでもみんな過敏に感じてしまう。だから心理的に過敏だというだけでなくて、体そのものが過敏になっているとも言える訳です。そういうのが十一種体癖の特殊性で、十一種の人というのは始終いろいろな病気をやるが、恢復する場合も極めて簡単である。絶え間なくおりものがあり出血して、癌だとか筋腫だとか言われている人があったので、本当にそうだろうかと思って体量配分を計ると、絶えず変動している。それで念のために御亭主を旅行させてみると、その間は出血しなかったが、帰って来ると途端に出血したということがあった。そういうのも相手を意識し過ぎている結果であるが、それがおりものとして反映している。そういうのを一生懸命何とか治そうとしてもそれは無理で、別に関心のあるものを作って、そちらに注意を向けてしまうと、途端に治ってしまう。

先刻「暖かい日が二日続くまで寝かせておく」と言っておいた人が次に言い出すだろうことは、私の経験から言うと、出血多量で「私は癌ではないでしょうか」と言うことです。だから癌だと騒ぎ出さないでそのまま元気にするには、寝かせておくにしかずと思って、まだ寝かせてあるのですが、寝ていることに飽きると、今度は愉快な生活を頭に描くのです。「元気に飛び回れたらうれしい。元気にしゃべれたらうれしい。おいしいものをドンドン食べられたらうれしい」というようなことを空想するのです。寝ることに飽きなければそのような空想はしない。寝ていれば人を顎でこき使っていられるのですから、元気なことには魅力がない。元気なことを空想するところまで寝かせておくと、起きてから癌などと言い出さないで済む。それをみんな病気になると親切にしてしまうので、一つが治ると、また別の病気に発展する。ですから十一種の場合には、こういうようにして起こる問題の処理の方が難しいのです。

過敏反応体癖というのは、そういう特殊な体の素質であって、そういう人の病気を治すには、普通の物理的、あるいは薬物的、あるいは外科的な方法をとっても、それを治すことはできない。相手の体の中にある要求というものを丁寧に読むことができて、初めてそれに対する指導ということができるのです。だから相手の中にある心の要求、あるいは体の要求というものをつかまえ出して、その要求を方向づけることを知って初めて、操法ということになる。しかしたまたまそういう人に会って治ると、心さえ治せば何でも治ってしまうように思ってしまう人がありますが、それは十一種体癖の場合に限って最も効果が現われることなのであります。

十二種体癖――無病病という体

十二種体癖というのはその逆で、ちっとも動きがない。体型は衣紋掛《えもんかけ》に羽織をかけたようで、肩に力が入ったまま弛まない。活元運動などをやる場合に、「弛めて下さい」と言うと「はい」と答えながら、いよいよ力が入ってしまう。何だか意地悪されているような感じなのですが、当人は力を抜こうとするといよいよ力が入ってしまうのです。こういうのは逆反射といって、例えば左の内股が硬直した場合、小便をしようとするほど出なくなり、出すまいと思うと漏らしてしまうというようなことがある。この場合にはその左の内股を押さえると素直に出るようになる。そういうように十二種の体においては、体中が逆反射をするので、力を抜こうと思うと力が入ってしまう、そうしていよいよ体が硬くなってしまう。

初等講座に出ている人で、御亭主を相手に勉強しようと思っても、御亭主が十二種体癖で、背骨の一側を調べようと思っても触れない、いや椎骨にも触れない。それでその人は「主人は意地が悪くて体の力を抜いてくれない。私が触るとすぐ体を硬くしてしまう」とこぼしていたが、硬くする訳ではなくて、硬くなってしまうのです。いつも硬張ったままで、めったに風邪をひかないが、いったんひくと非常に長くかかる。

そうして十年に一度くらい大病をやる。こういう傾向が、やはり子供のうちからあるのです。たまにしか病気をしないが、いったんやると大がかりである。けれども重い病気をやった後は元気になって、わりに長く丈夫が続く。けれども丈夫かと思っているると、くたびれやすいのです。気が短い、苛々する。そうして自分の体が思うようにならずに重いから、何をやっても愉快でない。けれども病気にならないから丈夫だと思っている。しかしそれは無病病と呼ぶべきものであって、体質反応が鈍くて、他の人なら異常と感じる変動でも、異常とは感じないのです。異常があっても感じないのだから、異常があるままに丈夫だという感じで通ってゆく。病気には潜伏期というものがあって、麻疹なら十四日、耳下腺炎なら二十幾日というように、病気になっていながら表面に現われない時期というものがある。それと同じように、いろいろな病気が潜伏期状態になって、病気がありながら感じないでいるというのが十二種の体です。だから感じたら途端に重い病気になるとか、突然脳溢血になるとかいうように、病気にならないままに鈍くなっている体というものがあるのです。軽い病気にはならないで、重い病気を、十年目とかもっと長い間隔でやる。あるいは突然倒れるとか、突然半身不随になるとか、突然死ぬとか、癌とか肝硬変になるとかいうことになる。それは体質反応が鈍いために異常感が起こらないからです。

ともすると今の健康法は、一時の体の変動を防ぐために、感覚をごまかすことによって無病状態を作り、それを健康だというように誤認している場合が少なくない。しかし明らかにそれは病気の一種であって、体質反応が鈍くて突然ポックリ倒れる危険がある。けれども「太く短く」などという人には愉快な体癖でしょう。だから必ずしもそれが悪い訳ではない。患って長く生きているよりは、倒れた途端に死ぬ方がいさぎよいのかもしれない。しかしそういう傾向が生まれながらにあるのだから、それは体癖だと考えるより他ない。病気とみるより体癖とみるべきものが多いので、それを十二種という呼び方をしていますけれど、十一種、十二種共に、今までお話しした体の偏り運動習性とか、体の感受性の方向、あるいは感受性の閾値《しきいち》の偏り状況というものに体癖的な原因があるのではなくて、全体的な反応過敏、あるいは反応遅鈍という体の状態である。他の体癖のように、体のある部分、例えば胸なら胸に速く反応が起こるとか、胃袋に速く反応が起こるとかいうのではなくて、体全体が過敏、体全体が遅鈍というように、全体的な感受性の閾値変化があるだけで、特定の運動系には現われないという特殊な体の状態なのである。だから見つけるのも難しいが、修正するのはもっと難しい。けれども、現在の衛生方法は、病気にならないように予防するとか、なっても痛みを感じないように麻痺させるとかいう方向で治療をするので、ともすると十二種的な体を作る方向に行きがちなように思われます。その結果、癌とか脳溢血が多くなってきたともいえる。

十一種、十二種を体量配分で見分けるのは一番難しい。一度では判らない。半月でも、一カ月でも続けてみていかなければ判らない。皆さんが体癖を観察していて、何種だか判らないという人に出会ったならば、十一種、あるいは十二種ではないだろうかと見てゆく必要がある。十一種は顔が小さい。十二種は顔が大きい。十一種は肩に力が入らないが、十二種は肩の力が抜けない。十一種の体は柔らかく、椎骨の可動性を調べても、ちょっと触るとすぐに過敏反応を起こすが、十二種はどこも何とも感じない。背骨が曲がったら曲がったなりで痛くも痒くもない。その極端なのはハンセン病です。体がくずれてきても異常感を感じない。これは完全に鈍ってしまっている状態です。十一種の極端なのは統合失調症とかいうようなものかもしれない。

ともかくそういったように、過敏の極端と、鈍りの極端があって、それが生まれつき、ずっとその人の体の中にある状態を、十一種、十二種体癖というのだと憶えて頂きたい。これらは私共整体指導をやっている者には非常に興味のある体癖で、実際の健康指導にはいろいろの方法が使われるのですが、体癖研究という面に限ると、これくらい面倒で、面白くないものはない。見つけるのは難しく、見つけてみてもどうということもできない。しかし鈍りも過敏も、後頭部にそういう根拠があって、それを処置すると変わってくるのです。だから誰でも突然小児麻痺になるとか、脳炎になるとかいうことはなくて、十二種的な体があるからそうなるのであって、十二種だと判ればそういう用心をしなければならない。十二種でなければ、小児麻痺などが流行しても、そう慌てなくてよい。

そういう訳で、実用面ではかなり便利な面が多いのでありますけれども、体癖研究の対象としては余り面白いものではない。変化し過ぎて難しいか、あるいは全く変化しないで難しいか、こういうことが十一種、十二種体癖に対する問題であります。

あとがきにかえて——体癖論出版に当たって

体癖を研究し出したのは個人の構造を詳しく知りたかったからであります。人体の正常を保つように暮らすことを指導しております私にとっては、生理学や解剖学で教えられた普遍的な人体構造だけでは実際の役に立てるには不充分で、経験に頼らなければならぬ面が多過ぎ、新しい人体構造の学問も、例えばストレス説とか大脳反射説というものであっても、個人の特性については明らかでありません。

そのため、私は個人特性を追って体癖ということに集注するに至ったのであります。幸い私のもとには毎日大勢の人が集まり、体を見るに便が多かったこと、また、その集まる人が二代、三代、四代というように家族的な集まりであったことがこの研究を進める上に大変役立ちました。

観察は三十年間余り続けました。その対象として選んだ人も十万人を超えたろうと思います。色は三原色、音は七音階ですが、人間の原形的体というものを十二種類四十八類に分けたが、これを見付けるまでは大変でした。それが混じっていろいろの音や色ができ、それによっていろいろの絵画や音楽が現われたように、人間のいろいろの行動は各種類の体癖素質が集まって為されているのでありますから、ちょうど絵画を見て原色を知ろうとするに似た難しさです。しかし三十六年間、人間をジッと見てまいりましたら、どうやら分かり出したのであります。[*12]

人間もまた十二種類がいろいろと混じって個人を作り、四十八類の動きによってその特性が生じているのでありますから、各自独特の個性を持ち、また、やりやすい技術あり、難しい体の使い方あり、その難しい使い方も他の人にとっては容易である等々、難しいことがたくさんあります故、これからもこの問題の追求には大変な努力が必要だと思いますが、私は少しも負担ではありません。それは興味が尽きないばかりかいよいよ面白くなって、毎日が楽しいからであります。

しかし、一人で為し得ることには限度があります。社団法人整体協会を設立したのも、大勢の同志の協力があればもっとスラスラ進められるだろうと考えたからに他ありません。現実はそうではありませんでしたが、これから拓かれると思います。

個人のための体操の設計も、操法の組み立ても、思いつきや、こうだろうではいけません。しっかりした土台が要ります。その土台作りのつもりでこの書を記したのでありますが、さらに訂正さるべきものがたくさんあると思います。これは私一人で見てきたことでありますから、もっと異なった角度からの見方も必要です。それ故、読者の皆さんも、不審と見える点があったら御教示下さい。もう一歩進めたいと思います。個性の探求が難しいという理由で放っておいたら、いつになっても人間のための技術は個人の勘によらねばならず、そうしている限り学問も現実から遊離したままであると言えましょう。

近頃キネシオロジーを研究している人も、医学者また体育人、ゴルフをやっている人、柔道をやっている人、教育者の人々が協力してくれるようになりましたが、もっと広く一般の人の知慧をお借りしたいと思います。

その意味で今までまとまったことを発表することに致したのであります。独断我説がたくさんありますが、私としてはできるだけ独断を避け、観察と実験を繰り返してまとめたつもりです。ただ表現方法が未熟のため、協力して頂いた人に申し訳ないような気持ちでおります。

昭和三十六年七月

野口晴哉

註

＊1（四八頁）**錐体外路系運動**　運動系は神経系のうち、全身の運動に関わる部分をいう。随意運動を司るとされる錐体路と、その他の錐体外路性運動系に大きく分けられる。一般的に、錐体路が随意運動、錐体外路は不随意運動。

＊2（五六頁）**太陽叢昇華体癖**　左右型体癖のこと。太陽叢は太陽神経叢とも言って、左上腹部（鳩尾の少し左側）にある神経の叢。整体的にはここは感情の元とでも言うべき処で、左右型は感情に昇華する体癖で、ここに変動が現われやすい。

＊3（六〇～六一頁）**ダンちゃん、ポンちゃん**　ポンちゃん―著者の長男（裕哉）の愛称。ダンちゃん―著者の次男（裕之）の愛称。他は一般の子供。

＊4（八三頁）**L3（第三腰椎）**　Lは、腰椎 lumbar vertebrae の頭文字。例えば、腰椎1番、腰椎2番、腰椎3番は、L1、L2、L3とも記す。

＊5（九九頁）**閉捻れ**　体癖の閉型（九種）と捻れ型の複合した体癖のこと。

＊6（一一四頁）**ツーメセント的、ウーイング的**　ツーメセント的は能動的、ウーイング的は受動的な意。

＊7（一一五頁）**頭部第四整圧点**　頭部にある五つの調律点のうちの一つ。後頭部の耳の後

ろで、目の真後ろ辺りに位置する調律点。左右の二カ処。

＊8（一三八頁）**太陽叢**　左上腹部（鳩尾の少し左側）にある神経の叢。

＊9（一六八頁）**頭の第二整圧点**　頭部にある五つの調律点のうちの一つ。目の中心から上に向かう線と、両耳を結ぶ線とが交わる処。左右の二カ処。

＊10（一九一頁）**七種、八種の整体体操**　『整体入門』（ちくま文庫）参照。

＊11（二六九頁）**エンボリー**　エンボリーは塞栓のこと。それによって血管が詰まってしまう。

＊12（二八七頁）**十二種類四十八類**　体癖の分け方で、体の波よる分類に「類」を用いる。四十八類に分かつ。本文七三頁参照のこと。

解説　人間の個性観察の書

加藤尚宏

体癖という言葉は一般にあまり聞き慣れない言葉であるが、じつは著者野口晴哉先生の造語である。初めは体質という言葉を使っていたが、しかし、人間のどんな運動にもつきものの固有な偏り運動には過敏反応という面もあるので、素質という区分の仕方をしてきたこともある。けっきょく、「体癖という言葉が一番ぴったりしているように感じたから」、その後「それ以前はないのに、そのわりには誰にも判りやすい使いやすい」（『整体入門』ちくま文庫九七頁）体癖という言葉を使った、ということである。

「蛇はニョロニョロ動き出し、蛙はピョンピョンはねまわる」。人間は立って行動するが、そのように、「動物でも人間でも体構造が異なると、その動き方も、感受性も、要求の現われる方向も、みんな異なってきます」（同七六頁）。それだけではない。人間も個々人となると、歩くのも、行動するのも、考えるのも、おまけに甘い物が好きだったり辛い物が好きだったり、赤い色や青い色を好んだりするというように、それぞれ人によってさまざまな形を取る。それに、人間には本来自律性があるが、「或る人は少しの心配事を抱えても食欲がなくなる。或る人は無闇に尿意を催す。又、或る人は肩が凝る。或る人は毎年夏になると肥るが、或る人は冬の方が肥る」（『野口晴哉著作全集』第五巻上四六七頁・絶版）というようにその自律作用の現われ方に個々の特性があって、それは無意識に、習性として繰り返されるものである。それで、これを癖と呼ぶが、「正常なことを繰り返していることは癖とは言わない。正常な脈を百年繰り返しても癖ではない」（同五三一頁）ので、この偏りをそう呼ぶのである。このような癖も詳しく見ていくと、人間の行動の「外的理由は感受性に対する刺戟として働いているのであるが、感受性そのものは内部的な理由、とくに要求によって左右されれ」るのであって（「本当は分けられるものではな」［『整体入門』七八〜八一頁］いが）、「空腹になると食べものの匂いに敏感になり、エネルギーが余ってくると赤い色に敏感になってくる［……］。たとえば、旨そうな食べものを出されると唾が分泌される、旨そうに感じるのはその人が空腹のためで、食べたいという要求があるから」（同七九頁）というわけである。

人間は百人いれば百人だけの癖があるが、「細いから神経質だ、四角だから粘液質だとかいうような区分だけでは［……］実際の個人に当てはめることは困難」（本書五二頁）で、野口先生のように生きた人間を観察し指導する立場からは、「個人の構造」を詳しく知りたいというのが目標であるから、「生理学や解剖学で教えられた普遍的な人体構造だけでは実際の役に立てるには不十分」（『全集』第五巻上五九八頁）であるのは当然のことだろう。であるから、個人の特性を明らかにするためには、まず対象となる人が「どういう体の構造をしているか、どういう体運動の癖を持っているか、どういう感受性を持っているか、その感受性を左右する要求の方向というものに重点をおい」（『整体入門』七八頁）て観察しなければならない。例えば、常に前屈する癖を持つ人がいれば、「その前屈が強まる時、弱まる時はどんな状態の時か。最も前屈しているのはどの部分か。前屈への動きの最も速き又遅き部分は何処か。心身の疲労、攻撃、卑屈、防禦、考慮、落胆、痛み等のある以外に前屈するか」ということをいちいち観察しなければならない。しかもそれだけ足りない。「電車内でふらふらする人があれば」、その人の腰椎1番の棘突起《きよくとつき》が飛び出していると「いつも爪先きに重心を偏らせて動作している癖があるか、そういう形を取る仕事をしている人［……］」、もし飛び出しがなければ重い荷物を持った後とか、二日酔いの後」であるということを判断しなければならない。このように、「体を触って筋の硬直弛緩状況を確かめる」(『全集』五巻上四四五〜四四六頁)ことが、すべて実践として伴わなければならないのである。

こうして、人間の「咄嗟に現われる動作のうらにこそ、その人の本来的な体質的な心」(本書五二頁)が反映し、その反映が類型として「体型も生活様式も共通している」(本書五四頁)ことが分かった。整体指導に役立てるために、このような個人特性を分類しているうちに、「それと体量配分、体運動の偏り習性、感受性の偏り反応、それらを左右する要求の方向が、みんな一つのことになってきたので、そういうものに体癖という名前をつけ、十二種類に分類した」(『整体入門』九七頁)ということである。本書の体癖十二種、体の波による四十八種がその詳述である。

こうした説明でもすでに分かると思われるが、体癖とは単に人間を類型化しようとするものではない。あくまで人間の「独特の個性をはっきりさせるため」であって、「三十六年間、人間をじっと見てきた結果、分かった」(『全集』第五巻上五九九頁)ものである。したがって、とりわけ留意してしかるべきことは、体癖とは、一般に見られるような、手相だとか、血液だとか、体液だとか、ある固定したパターンから人間を見て判断するものとは、全く異なるということである。生きている人間の動きからすべてが出発している。

これは、著者が長年にわたって弟子たちに説かれた膨大な「体癖講座」を一冊の本にしてまとめたものであるから、本書一冊ではその全体を網羅することはできない。しかし本質は尽くされている。

無論、体癖の問題はこれによって終わるものではあるまい。その広がりはまだまだ深く、「整体協会」の研究事業として大きく拓かれていくべきであろう。野口晴哉先生の関心は「生きて生活している人間の体癖」（『整体入門』七三頁）であって、それは要するに、「いつどこでどんな働きをしても疲れない元気な活動人をつくることこそ吾らの目標だからである」（『全集』第五巻上三九五頁）。体癖は、十代から整体指導を始め、一日百人以上の人を一人一人丁寧に観察されてきた先生のまさに生涯の研究テーマであったが、今後、さらにこの研究が拡充されていくことを期待するものである。

この書を読んで体癖がどういうものかを知り、みんなが自らの体についてわきまえ、夫婦の問題や、子供の指導や、世間の人々との付き合いや、つまりは社会と自ら個人との結び合いがスムーズになるように、体癖という言葉が多くの人に認知され、普通名詞になることが野口先生の念願であろう。

(フランス文学、早稲田大学大学院名誉教授)

本書単行本『体癖』（第一巻）は、一九七一年、全生社より刊行されました。
『体癖』（第二巻）も全生社から出ています。
文庫化にあたり、九〇〜九二頁のイラストや、註、解説を加えました。

体癖 野口晴哉

整体の基礎的な体の見方、「体癖」とは？ 人間の体をその構造や感受性の方向によって、12種類に分ける。それぞれの個性を活かす方法とは？（加藤尚宏）

風邪の効用 野口晴哉

風邪は自然の健康法である。風邪をうまく経過すれば体の偏りを修復できる。風邪を通して人間の心と体を見つめた、著者代表作。（伊藤桂一）

回想の野口晴哉 野口昭子

〝野口整体〟の創始者・野口晴哉の妻が、晴哉の幼少期から晩年までを描いた伝記エッセイ。「気」の力に目覚め、整体の技を大成、伝授するまで。

整体から見る気と身体 片山洋次郎

「整体」は体の歪みの矯正ではなく、歪みを活かしてのびのびした体にする。老いや病はプラスにもなる。滔々と流れる生命観。よしもとばなな氏絶賛！

日々の整体　決定版 片山洋次郎

朝・昼・晩、自分でできる整体の決定版。呼吸と簡単なメソッドで、ストレスや疲労から心身を解放する。イラスト満載。（小川美潮）

自分にやさしくする整体 片山洋次郎

こんなに簡単に自分で整体できるとは！ 「脱ストレッチ」など著者独自の方法も。肩こり、腰痛など症状別チャート付。（甲田益也子）

大和なでしこ整体読本 三枝誠

体が変われば、心も変わる。「野口整体」「養神館合気道」などをベースに多くの身体を観てきた著者が、簡単に行える効果抜群の健康法を解説。

東洋医学セルフケア　365日 長谷川淨潤

風邪、肩凝り、腹痛など体の不調を自分でケアできる方法満載。整体、ヨガ、自然療法等に基づく呼吸法、運動等で心身が変わる。索引付。必携！

身体能力を高める「和の所作」 安田登

なぜ能楽師は80歳になっても颯爽と舞うことができるのか？ 「すり足」「新聞パンチ」等のワークで大腰筋を鍛え集中力をつける。（内田樹）

わたしが輝くオージャスの秘密 服部みれい　蓮村誠監修

インドの健康法アーユルヴェーダでオージャスとは生命エネルギーのこと。オージャスを増やして元気で魅力的な自分になろう。モテる！ 願いが叶う！

あたらしい自分になる本　増補版　服部みれい

著者の代表作。心と体が生まれ変わる知恵の数々。文庫化にあたり新たな知恵を追加。冷えとり、アーユルヴェーダ、ホ・オポノポノetc.（辛酸なめ子）

わたしの中の自然に目覚めて生きるのです　増補版　服部みれい

生き方の岐路に立ったら。毎日の悩みにも。自分の中の「自然」が答えてくれる。心身にも、人間関係にも役立つ。推薦文＝北山耕平、吉本ばなな

自由な自分になる本　増補版　服部みれい

呼吸法、食べもの、冷えとり、数秘術、前世療法などで、からだもこころも魂も自由になる。文庫化にあたり一章分書き下ろしを追加。（川島小鳥）

酒のさかな　高橋みどり

ささっと切ったり合わせたり、気のきいた器にちょっと盛ればでき上がり。ついつい酒が進む、名店「にぼし」店主・船田さんの無敵の肴98品を紹介。

くいしんぼう　高橋みどり

高望みはしない。ゆでた野菜を盛るくらい。でもごはんはちゃんと炊く。料理する、食べる、それを繰り返す、読んでおいしい生活の基本。（高山なおみ）

大好きな野菜　大好きな料理　有元葉子

この野菜ならこの料理！　29の野菜について、味の方向や調理法を変えたベストな料理を3つずつご紹介。あなたの野菜生活が豊かに変わります。

母のレシピノートから　伊藤まさこ

ロールキャベツやゆで卵入りのコロッケ……家族のために作られた懐かしい味の記憶とレシピ。文庫化にあたり、さらに新たな味わいを大幅加筆。

北京の台所、東京の台所　ウー・ウェン

料理研究家になるまでの半生、文化大革命などの出来事、北京の人々の暮らしの知恵、日中の料理について描く。北京家庭料理レシピ付。（木村衣有子）

ひきこもりグルメ紀行　カレー沢薫

博多通りもんが恋しくて——。家から一歩も出たくない漫画家が「おとりよせ」を駆使してご当地グルメを味わい尽くす〝ぐうたら系〟食コラム。

味見したい本　木村衣有子

読むだけで目の前に料理や酒が現れるかのような食の本についてのエッセイ。古川緑波や武田百合子の食卓。居酒屋やコーヒーの本も。帯文＝高野秀行

ねにもつタイプ　岸本佐知子

何となく気になることにこだわる、ねにもつ。思索、奇想、妄想はばたく脳内ワールドをリズミカルな名短文でつづる。第23回講談社エッセイ賞受賞。

TOKYO STYLE　都築響一

小さい部屋が、わが宇宙。ごちゃごちゃと、しかし快適に暮らす、僕らの本当のトウキョウ・スタイルはこんなものだ！　話題の写真集文庫化！

自分の仕事をつくる　西村佳哲

仕事をすることは会社に勤めること、ではない。仕事を「自分の仕事」にできた人たちに学ぶ、働き方のデザインの仕方とは。（稲本喜則）

世界がわかる宗教社会学入門　橋爪大三郎

宗教なんてうさんくさい!?　でも宗教は文化や価値観の骨格であり、それゆえ紛争のタネにもなる。世界宗教のエッセンスがわかる充実の入門書。

ハーメルンの笛吹き男　阿部謹也

「笛吹き男」伝説の裏に隠された謎はなにか？　十三世紀ヨーロッパの小さな村で起きた事件を手がかりに中世における「差別」を解明。（石牟礼道子）

増補　日本語が亡びるとき　水村美苗

明治以来豊かな近代文学を生み出してきた日本語が、いま、大きな岐路に立っている。我々にとって言語とは何なのか。第8回小林秀雄賞受賞作に大幅増補。

子は親を救うために「心の病」になる　高橋和巳

子は親が好きだからこそ「心の病」になり、親を救おうとしている。精神科医である著者が説く、親子という「生きづらさ」の原点とその解決法。

クマにあったらどうするか　姉崎等　片山龍峯

「クマは師匠」と語り遺した狩人が、アイヌ民族の知恵と自身の経験から導き出した超実践クマ対処法。クマと人間の共存する形が見えてくる。（遠藤ケイ）

脳はなぜ「心」を作ったのか　前野隆司

「意識」とは何か。どこまでが「私」なのか。死んだら「心」はどうなるのか。——「意識」と「心」の謎に挑んだ話題の本の文庫化。（夢枕獏）

モチーフで読む美術史　宮下規久朗

絵画に描かれた代表的な「モチーフ」を手掛かりに美術を読み解く、画期的な名画鑑賞の入門書。カラー図版約１５０点を収録した文庫オリジナル。

異界を旅する能	安田登	「能」は、旅する「ワキ」と、幽霊や精霊である「シテ」の出会いから始まる。そして、リセットが鍵となる日本文化を解き明かす。（松岡正剛）
見えるものと観えないもの	横尾忠則	アートは異界への扉だ！　吉本ばなな、島田雅彦から黒澤明、淀川長治まで、現代を代表する十一人との、この世ならぬ超絶対談集。（和田誠）
ぼくなりの遊び方、行き方	横尾忠則	日本を代表する美術家の自伝。登場する人物、起こる出来事その全てが日本のカルチャー史！　壮大な物語はあらゆるフィクションを超える。（川村元気）
アンビエント・ドライヴァー	細野晴臣	はっぴいえんど、YMO……日本のポップシーンで様々な花を咲かせ続ける著者の進化し続ける自己省察。帯文＝小山田圭吾（テイ・トウワ）
skmt 坂本龍一とは誰か	坂本龍一＋後藤繁雄	坂本龍一は、何を感じ、どこへ向かっているのか？　独特編集者・後藤繁雄のインタビューにより、独創性の秘密にせまる。予見に満ちた思考の軌跡。
日本美術応援団	赤瀬川原平　山下裕二	雪舟の「天橋立図」凄いけどどこかヘン!?　光琳にはなくて宗達にはある〝乱暴力〟とは？　教養主義にとらわれない大胆不敵な美術鑑賞法!!
建築探偵の冒険・東京篇	藤森照信	街を歩きまわり、古い建物、変わった建物を発見し調査する〝東京建築探偵団〟の主唱者による、建築をめぐる不思議で面白い話の数々。（山下洋輔）
普段着の住宅術	中村好文	住む人の暮らしにしっくりとなじむ、居心地のよい住まいを一緒に考えよう。暮らす豊かさの滋味を味わう建築書の名著、大幅加筆の文庫で登場。
私の好きな曲	吉田秀和	永い間にわたり心の糧となり魂の慰藉となってきた、最も愛着の深い音楽作品について、その魅力を語る、限りない喜びにあふれる音楽評論。（保苅瑞穂）
世界の指揮者	吉田秀和	フルトヴェングラー、ヴァルター、カラヤン……演奏史上に輝く名指揮者28人に光をあて、音楽の特質と魅力を論じた名著の増補版。（二宮正之）

モチーフで読む美術史2　宮下規久朗
絵の中に描かれた代表的なテーマを手掛かりに美術を読み解く入門書、第二弾。壁画から襖絵まで和洋幅広いジャンルを網羅。カラー図版250点以上！

しぐさで読む美術史　宮下規久朗
西洋美術では、身振りや動作で意味や感情を伝える。古今東西の美術作品を「しぐさ」から解き明かす『モチーフで読む美術史』姉妹編。図版200点以上。

印象派という革命　木村泰司
モネ、ドガ、ルノワール。日本人に人気の印象派の絵は、美術史に革命をもたらした芸術運動だった！　近代美術史の核心を一冊で学べる入門書。

既にそこにあるもの　大竹伸朗
画家、大竹伸朗「作品への得体の知れない衝動」を伝える20年間のエッセイ。文庫では新作を含む木版画、未発表エッセイ多数収録。（森山大道）

眼の冒険　松田行正
森羅万象の図像を整理し、文脈を超えてあらわれる象徴的な意味を読み解くことで、デザイン的思考の臨界に迫る。図版資料満載の美装文庫。（鷲田清一）

シャネル　山田登世子
最強の企業家、ガブリエル・シャネル。彼女のブランドと彼女の言葉は、抑圧された世界の女性を鮮やかに解き放った——その伝説を一冊に。（鹿島茂）

グレン・グールド　青柳いづみこ
20世紀をかけぬけた衝撃の演奏家の遺した謎をピアニストの視点で追い究め、ライヴ演奏にも着目、つねに斬新な魅惑と可能性に迫る。（小山実稚恵）

音楽放浪記　世界之巻　片山杜秀
クラシック音楽を深く愉しみたいなら、歴史的な脈絡をつけて聴くべし！　古典から現代音楽を整理し、音楽の本質に迫る圧倒的な音楽評論。（三浦雅士）

音楽放浪記　日本之巻　片山杜秀
山田耕筰、橋本國彦、伊福部昭、坂本龍一……。伝統と西洋近代の狭間で、日本の音楽家は何を考えたか？　稀代の評論家による傑作音楽評論。（井上章一）

歌を探して　友部正人
詩的な言葉で高く評価されるミュージシャン自ら選んだベストエッセイ。最初の作品集から書き下ろしまで。帯文＝森山直太朗（谷川俊太郎）

品切れの際はご容赦ください

ちくま文庫

体《たい》癖《へき》

二〇一三年三月十日　第一刷発行
二〇二五年四月五日　第十九刷発行

著　者　野口晴哉（のぐち・はるちか）

発行者　増田健史
発行所　株式会社　筑摩書房
東京都台東区蔵前二―五―三　〒一一一―八七五五
電話番号　〇三―五六八七―二六〇一（代表）
装幀者　安野光雅
印刷所　三松堂印刷株式会社
製本所　三松堂印刷株式会社

ISBN978-4-480-43044-1　C0177